DE LA

TRÉPANATION

DANS LES

ABCÈS DES OS ET DANS L'OSTÉITE

A FORME NÉVRALGIQUE

PAR

Simon PERRET,

Docteur en médecine de la Faculté de Paris.
Ancien interne des hôpitaux de Lyon,
Bachelier en droit de la Faculté de Dijon.

PARIS

V. ADRIEN DELAHAYE et Cⁱᵉ, LIBRAIRES-ÉDITEURS,

PLACE DE L'ÉCOLE-DE-MÉDECINE.

1876

DE LA TRÉPANATION

DANS LES ABCÈS DES OS ET DANS L'OSTÉITE

A FORME NÉVRALGIQUE

DE LA

TRÉPANATION

DANS LES

ABCÈS DES OS ET DANS L'OSTÉITE

LA FORME NÉVRALGIQUE

PAR

Simon PERRET,

Docteur en médecine de la Faculté de Paris,
Ancien interne des hôpitaux de Lyon,
Bachelier en droit de la Faculté de Dijon.

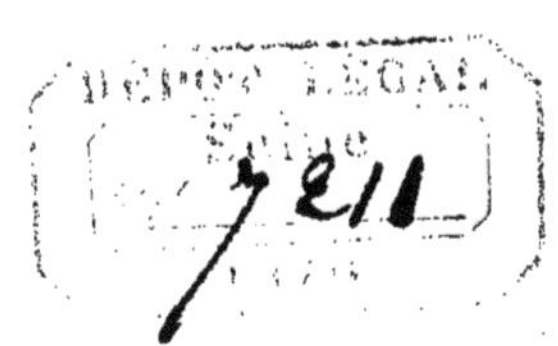

PARIS

V. ADRIEN DELAHAYE et Cie, LIBRAIRES-ÉDITEURS,

PLACE DE L'ÉCOLE-DE-MÉDECINE.

1876

DE LA TRÉPANATION

DANS LES ABCÈS DES OS ET DANS L'OSTÉITE

A FORME NÉVRALGIQUE.

AVANT-PROPOS.

Malgré les résultats remarquables que la trépanation a donnés depuis longtemps, dans certaines ostéites, cette opération ne semble pas avoir passé dans le domaine de la pratique. Il est à observer, du reste, que les chirurgiens se montrent d'autant plus réservés dans le traitement des lésions diaphysaires ou ·juxta-épiphysaires, qu'ils sont plus hardis pour celles des épiphyses.

Les résections, en effet, depuis quelques années ont pris une extension marquée, grâce aux travaux de Langenbeck en Allemagne, de MM. Ollier et Verneuil en France, et plus d'un malade doit à cette opération la conservation d'un membre voué autrefois fatalement à l'amputation.

La trépanation au contraire, n'a pas suivi la même marche progressive, et ne saurait entrer en comparaison sous ce rapport avec la première.

La réserve des chirurgiens est parfaitement explicable, on conçoit qu'ils hésitent à mettre à nu le tissu osseux dans le cas d'affection dont il s'agit ici, où le plus souvent le diagnostic est fort douteux, et où ils n'ont pour se guider qu'un certain nombre de signes fonctionnels, qui sont loin d'avoir une valeur pathognomonique. Il existe une grande différence, personne ne l'ignore, dans la manière dont se comporte sous l'instrument une moelle saine et celle qui est le siége de lésions pathologiques; dans le premier cas, l'ouverture du canal médullaire ou des aréoles du tissu spongieux peut entrainer à sa suite les accidents redoutables de la pyohémie et la mort du malade.

Disons le pourtant, dans ces dernières années, les publications de MM. Broca, Bœckel, ont contribué beaucoup à propager en France la trépanation dans les cas de suppuration des os, où elle s'est substituée à l'amputation, et constitue une véritable ressource chirurgicale.

Cette thèse est divisée en deux chapitres bien distincts, le premier comprend l'étude de l'abcès intra-osseux, le second traite plus longuement d'une variété particulière d'ostéite, à laquelle MM. Gosselin et Ollier ont donné le nom de névralgique. Cette affection est caractérisée par une tuméfaction des os et surtout par de la douleur, douleur violente à rémissions parfois très-marquées, et présentant des exacerbations nocturnes qui privent le malade de tout sommeil.

La première question a fait déjà le sujet d'une thèse remarquable de M. Cruveilhier (1867 thèse de Paris). La seconde a été mise au jour par M. Naud, élève de M. Gosselin (thèse de Paris 1868), et récemment encore le savant chirurgien de la Charité, communiquait à l'Académie de médecine et à l'Académie des sciences le résultat de ses recherches à cet égard.

Aussi n'avons-nous pas la prétention de mettre sous les yeux du lecteur un travail original ; notre but est d'appeler l'attention des chirurgiens sur les avantages qu'ils peuvent retirer de la trépanation dans ces deux affections, tout particulièrement dans l'ostéite à forme névralgique, et sur l'innocuité que présentent, dans la grande majorité des cas, les suites de cette opération, ainsi que le démontrent nos dix-huit observations personnelles.

Qu'il nous soit permis avant de commencer, d'adresser les hommages de notre reconnaissance à notre illustre maître

M. Ollier, dont nous avons pu apprécier la profonde expérience dans tout ce qui concerne les affections osseuses.

Avec sa bienveillance accoutumée il a daigné mettre à notre disposition les faits qui sont reproduits dans cette thèse, et nous communiquer ses idées et le résultat de ses observations sur la trépanation qu'il a pratiquée un grand nombre de fois. Nous ne saurions trop remercier notre ancien collègue M. le Dr Charpy, qui m'a aidé de ses conseils éclairés et de ses connaissances en anatomie pathologique, sans oublier notre ami le Dr Poncet, pour le concours obligeant qu'il a prêté à ce travail.

CHAPITRE PREMIER

HISTORIQUE

La trépanation est une opération des plus anciennes, elle a été pratiquée dès la plus haute antiquité et comme l'a dit M. Broca, il est impossible de fixer la date exacte de son origine. Tout le monde sait que, dans les premiers temps de l'art chirurgical, elle était exclusivement réservée aux cas de compression du cerveau par des épanchements sanguins ou purulents. Hippocrate un des premiers en traça les indications et les règles. Bien longtemps après, à la fin du siècle dernier, cette opération s'étendit aux affections des os terminées par nécrose pour ouvrir une voie aux séquestres emprisonnés. Déjà même à cette époque nous la voyons employée dans le cas de suppuration limitée des os ; et le traité de J. L. Petit mentionne deux faits de ce genre, où le trépan donna issue à une collection purulente. Toutefois il faut arriver jusqu'à Brodie pour avoir une notion exacte des abcès intra-osseux et des indications qu'ils réclament. Le chirurgien anglais dans *Illustrative lectures* 1846, rapporte un certain nombre d'observations relatives à cette question, et dans lesquelles il fait ressortir tous les avantages qu'on peut retirer de la trépanation.

Il serait inutile de revenir sur les faits qui ont déjà été rapportés dans la thèse de M. Cruveilhier à propos de l'historique, nous nous contenterons d'en citer quelques-uns qui ont été passés sous silence et de reproduire ceux qui ont été publiés depuis ce travail. Nous ne pouvons pourtant pas nous empêcher de rappeler ici les recherches de M. Broca, qui dans *the Cyclopédia of Practical Surgery* (t. I, article osteitis) a étudié d'une façon très-complète les abcès des os, et a montré que la trépanation était en réalité le seul moyen d'en obtenir la guérison. C'est à lui que revient l'honneur d'avoir, un des premiers, introduit en France cette opération qui est un véritable bienfait pour les malades.

La *Lancet*, de septembre 1851, sous le titre « compte-rendu de médecine et de chirurgie, des hôpitaux de Londres, » rapporte un cas de trépanation par M. Henry Lee, pour un abcès du tibia chez un jeune homme qui souffrait depuis sept ans de douleurs violentes. L'auteur fait remarquer que, sans cette intervention, l'abcès pourrait s'ouvrir dans l'articulation et en amener la désorganisation, ou tout au moins se faire jour au dehors et constituer une fistule intarissable. Plus tard, Henry Lee lui-même (*London journal of médecine*, janv. 1852), revenant sur cette même observation y ajoute quelques commentaires sur les symptômes et le traitement des abcès intra-osseux.

Erichsen dans une « Clinical lecture on somes deseases of bone requiring the use of trephine » (*Lancet* July 1856), passant eu revue les diverses causes des douleurs des os, dit qu'elles tiennent parfois à un abcès, et que la trépanation est alors une opération utile et innocente.

Le mémoire remarquable de Bœckel sur la périostite phlegmoneuse (*Gazette médicale de Strasbourg* de 1858), est venu de nouveau mettre au grand jour tous les avantages du trépan ; l'auteur en trace d'une façon précise les indications et contre-indications. « En résumé, dit-il, cette opération faite avec les restrictions indiquées me paraît être le seul moyen de conserver le membre et la vie des malades. »

Dans la *Lancet* d'août 1860, nous lisons un nouveau fait d'évidement osseux opéré par M. Quain en 1859, et rapporté par M. Winterbothan, chirurgien de l'University Collège Hospital. Guérison complète à la suite : ce dernier insiste sur la douleur et le gonflement comme moyens de diagnostic.

Les deux faits suivants sont intéressants , parce qu'ils montrent que ce n'est pas seulement dans les os longs que l'opération dont il est question ici est appelée à rendre des services, mais qu'elle est tout aussi bien applicable aux suppurations des os courts. Il s'agit de deux évidements pour des abcès du maxillaire inférieur pris pour des kystes, et qui furent suivis de guérison ; ils sont rapportés, l'un par le *Canstatt's Jahrbericht*, l'autre par l'*Edimb. med. Journal*, déc. 1860, p. 519. Ce dernier est dû à M. Thomas Annandale.

La thèse du Dr Klekowski (Paris, 1869) publie *in extenso* une observation de trépanation faite par M. Péan, pour une ostéite aiguë suppurée de l'extrémité supérieure du tibia ; le malade fut sauvé, aussi M. Klekowski dit-il que le trépan, dans des cas de ce genre, peut arrêter la marche du travail suppuratif et sauver l'articulation voisine.

En 1871, dans le *British medical Journal*, tome I, p. 145, nouvelle communication d'Erichsen qui, revenant sur l'opinion qu'il avait émise dans la *Lancet*, july 1856, cherche à substituer l'ostéotomie à la trépanation, comme moins dangereuse dans les différents cas de douleur des os.

M. Follin, dans son ouvrage de pathologie externe, consacre un article spécial et très-complet, du reste, à l'abcès des os ; le diagnostic pour lui est ordinairement assez douteux à moins que la collection purulente ne s'annonce par des symptômes aigus, et le seul traitement consiste dans l'application d'une couronne de trépan.

La revue anglaise intitulée *Transactions of pathological society of London*, années 1872 et 1874, rapporte deux faits de suppuration des os avec fistule, qui ont nécessité l'amputation. L'examen des pièces montra qu'on avait affaire à des collections purulentes dont l'ouverture avait occasionné de graves désordres dans les tissus mous périphériques.

Dans la *Lancet* de juin 1874, p. 731, se trouve *A Clinical lecture of a case of abscess of the tibia, by* William Savory. Le chirurgien anglais y étudie d'une manière assez complète l'histoire de l'abcès intra-osseux, qui se caractérise par deux principaux symptômes, la douleur et le gonflement ; finalement il conseille de faire précéder la trépanation de l'ostéotomie, dans la crainte de ne pas arriver sur le siége même de l'affection.

Enfin, récemment encore, M. Duplay communiquait à la Société de chirurgie (3 février 1875) une observation de trépanation pour un abcès juxta-épiphysaire, qui lui donna un succès remarquable. M. Duplay appelle de nouveau l'attention sur cette opération, qui, suivant lui, n'est pas pratiquée assez souvent, et nous sommes heureux de reproduire ici cette opinion, qui est une confirmation de celle que nous venons soutenir.

Obs. I. — Ostéite aiguë, douloureuse, du tibia. — Abcès intra-osseux sur un os affecté déjà de nécrose, avec fistules persistantes. — Trépanation. — Guérison.

Alexandre Chavassieux, âgé de 16 ans, entré dans le service de M. Ollier, salle Saint-Sacerdos, le 20 avril 1874.

Parents bien portants, pas de maladie antérieure, habitation malsaine, humide, point de traces de scrofule ganglionnaire. Il y a deux ans, sans cause appréciable, abcès de la jambe droite vers la partie supérieure, qui fut ouvert au bistouri pendant un séjour qu'il fit à la Charité. Depuis cette époque, les ouvertures sont restées fistuleuses, et siégent à 0,04 environ au-dessous de la tubérosité du tibia.

Depuis huit jours, et sans qu'il puisse s'expliquer l'origine de ces nouveaux accidents, le malade s'est aperçu d'un gonflement localisé à l'extrémité inférieure de la jambe du même côté, accompagné de rougeur, de chaleur, et de douleurs qui, dès le début, ont pris le caractère d'exacerbations nocturnes. Il signale de véritables poussées douloureuses qui interrompent son sommeil.

27 avril. — A son entrée, la tuméfaction s'étend à toute la partie de

la jambe située au-dessous des trajets fistuleux ; il y a un empâtement
très-marqué, rougeur très-vive, sans traces de suppuration ; élévation
de la température·

30 avril. — Le malade souffre toujours horriblement pendant la nuit;
l'état local est le même, les ganglions inguinaux sont engorgés, l'articulation voisine intacte. Le repos, les cataplasmes, l'opium, ne calment
que très-légèrement les souffrances, ce qui décide M. Ollier à tenter
la trépanation.

2 mai. — Après avoir réuni en une seule plaie les trajets fistuleux
des parties molles et de l'os, on fait une incision cruciale à 0,06 au-
dessus de l'interligne articulaire, où existait le maximum de la douleur.

Le périoste est épaissi, point de pus, l'os est dénudé à la rugine, il
est très-vascularisé, dépressible. Application d'une couronne de trépan, qui pénètre facilement et met à nu une cavité du volume d'une
noix, bien délimitée, remplie d'un pus jaune verdâtre, et siégeant dans
la région juxta-épiphysaire.

3 mai. — Point de douleur sinon celle de la plaie ; les souffrances
que le malade éprouvait auparavant ont disparu.

Deux mois après, il part en convalescence pour l'hospice de Longchêne, la plaie n'est pas encore complètement fermée, la guérison ne
s'est pas démentie depuis. Notons, en terminant, que le tibia malade
présentait à la mensuration un allongement de 0,014 sur celui du côté
sain.

Obs. II. — Ostéite aiguë de l'extrémité inférieure du radius. — Abcès
intra-osseux. — Trépanation. — Guérison.

Dubouché, 16 ans, constitution faible, tempérament lymphatique,
sans traces toutefois de scrofule ou de tuberculose. Il y a deux ans, il
a gardé le lit huit mois pour une anasarque de cause inconnue; depuis,
il a eu des ostéites multiples et symétriques des clavicules et du tibia.

Il y a un an, l'extrémité inférieure du radius droit a commencé à se
tuméfier, mais elle n'est douloureuse que depuis cinq semaines. Le
malade entra dans le service de M. Ollier, le 23 septembre 1873.

A son entrée, on constata une tuméfaction considérable occupant
tout le pourtour de l'avant-bras, dans le cinquième inférieur, mais
beaucoup plus marquée sur le côté externe du radius ; la peau est
rouge, tendue, pas de fluctuation. Malgré cela, l'articulation radio-car-
pienne est indemne, les souffrances sont intenses, soit spontanément,
soit à la pression, mais beaucoup plus marquées pendant la nuit. Température élevée allant le soir jusqu'à 40 degrés. Application d'un large
vésicatoire, qui ne donne aucun résultat.

Devant l'intensité et la persistance des douleurs que rien ne peut
calmer, M. Ollier se décide à intervenir.

1er octobre. — Chloroformisation, incision longitudinale le long du bord externe du radius ; on écarte les nerfs et les muscles avec précaution, le périoste est un peu épaissi et vascularisé, mais pas de suppuration. On applique une couronne de trépan sur le bord externe de l'os, il sort 10 grammes environ d'un pus jaune lié, et on trouve une cavité creusée dans la portion juxta-épiphysaire du radius dans la diaphyse ; toutefois, ses parois sont lisses, elle contient du pus et des bourgeons inflammatoires, mais pas de séquestre. Une contre-ouverture est faite sur la face externe de l'os, à l'aide d'un perforateur à main, et on passe un drain ; pansement simple.

Dès le lendemain de l'opération, le malade est notablement soulagé. La fièvre traumatique ne dépasse pas une température de 38,2. Le sixième jour, ouverture d'un abcès sur la face dorsale de la main. Le huitième, érysipèle de l'avant-bras, qui ne dépasse pas le coude, et guérit en une semaine. On continue de panser le malade avec des cataplasmes, des injections détersives et des bains locaux tièdes. Les douleurs ont complètement disparu. Le sommeil et l'appétit sont revenus. Le 8 novembre, il est envoyé en convalescence à l'hospice de Longchêne, où il resta environ un mois.

De retour à l'Hôtel-Dieu, son état ne présente rien de particulier à signaler, la cicatrisation de la plaie se fait sans aucun incident, la suppuration est peu abondante, le radius est médiocrement tuméfié, il n'y a toujours aucune douleur, l'état général est satisfaisant. Le 1er janvier on enlève le drain qui avait été laissé jusqu'alors pour empêcher une trop prompte cicatrisation, le malade reste encore quelques jours en observation, et quitte l'Hôtel-Dieu le 12 janvier.

Obs. III. — Ostéite aiguë de l'extrémité inférieure du tibia. — Abcès intra-osseux. — Trépanation. — Guérison.

Pierre Mouchette, âgé de 40 ans, employé au chemin de fer de la Croix-Rousse, entré dans le service de M. Ollier, au mois de juin 1863, salle des opérés, n° 4.

Le malade souffrait depuis trois semaines environ de douleurs atroces dans toute la longueur du tibia gauche, dont le maximum se trouvait vers l'extrémité inférieure de cet os. A l'âge de dix ans, il avait été atteint d'une ostéite du tibia au niveau de la partie supérieure, ostéite suppurée, qui se termina par l'élimination de plusieurs séquestres. Il en était résulté consécutivement un peu de gêne dans l'articulation du genou, mais malgré cela il pouvait se livrer à ses occupations et remplir son emploi. Depuis cette époque, il ne signale aucune altération dans sa santé.

Il y a trois semaines, comme nous l'avons dit plus haut, à la suite d'une fatigue prolongée, d'après ce qu'il raconte, il fut pris de douleurs violentes siégeant surtout à l'extrémité inférieure du tibia, accompagnées d'un peu de tuméfaction, qu'on trouve à 0,06 au-dessus de l'articulation tibio tarsienne. En même temps, chaleur et rougeur de la peau, empâtement, sans aucune trace pourtant de suppuration. Un traitement antiphlogistique institué tout d'abord, ne modifia en aucune façon son état.

En présence de ces douleurs atroces, que rien ne calmait et qui privaient le malade de sommeil, une intervention chirurgicale était bien indiquée. Après anesthésie préalable, M. Ollier incise la peau dans le point le plus douloureux, le périoste est écarté, et on applique une couronne de trépan à 0,05 environ au-dessus de la malléole interne. Le trépan, après avoir traversé une couche de tissu osseux d'une épaisseur de 0,005 environ, moins dure que la substance compacte normale, tombe sur une cavité occupant le tissu spongieux juxta épiphysaire, limitée, contenant du pus et un petit séquestre vasculaire gros comme une tête d'épingle.

Dès le jour même, les douleurs ont complètement disparu, le malade peut dormir aussi bien qu'avant le début de son affection.

Deux mois après, la plaie était cicatrisée et la guérison définitive, comme le prouvèrent des renseignements donnés depuis cette époque par le malade.

Obs. IV. — Ostéite chronique douloureuse du tibia. — Abcès intra-osseux. — Trépanation. — Guérison.

Marius Mercier, âgé de 16 ans, entré le 6 décembre 1860, salle Saint-Louis, service de M. Ollier.

Il y a dix ans, douleurs dans la jambe gauche, qui se tuméfia, devint douloureuse. Il se forma plusieurs ouvertures, qui donnèrent issue à du pus et à de petits séquestres. Persistance des fistules pendant longtemps ; la dernière se ferma il y a un an.

A la partie supérieure, saillie dont le diamètre avait le double de l'os normal, le gonflement est un peu douloureux à la pression, pas de changement de couleur à la peau, mais douleurs spontanées s'irradiant dans le genou. Au dire du malade, la tuméfaction a débuté il y a trois ans et s'est accrue progressivement ; les douleurs ont suivi la même marche rémission marquée dès le début ; depuis quelque temps, elles sont devenues continues.

A son entrée, tous les anciens trajets fistuleux sont complètement fermés ; au niveau de la tuméfaction, la peau est saine et rien n'indique la formation prochaine d'une collection purulente. Les douleurs spontanées sont très-vives, exacerbantes, plus prononcées pendant la nuit, et privent le malade de sommeil. M. Ollier songe à un abcès intra-osseux. Tous les moyens calmants sont employés en vain ; la tuméfaction augmente, les symptômes inflammatoires s'accentuent, et on constate un peu d'infiltration du tissu cellulaire, le tibia malade avait 0,02 de longueur de plus que celui du côté sain.

15 décembre. — Incision cruciale; le périoste est un peu épaissi, vascularisé, on le détache et on en relève les angles pour trépaner. Le trépan, après trois ou quatre tours, pénètre dans une large cavité, pleine de pus. Dans cette cavité, du diamètre d'un petit œuf de poule, pas de séquestre; on trouve pourtant à la partie supérieure une pointe osseuse, nécrosée, mais encore adhérente; nouvelle couronne de trépan, appliquée à 0,02 au-dessus de la précédente, où existait encore de la tuméfaction. L'os à ce niveau était très-épaissi; cette ouverture tomba sur le petit séquestre que nous venons de signaler, baignant dans le pus, mais encore fixe. Les douleurs disparurent immédiatement après l'opération; la réparation du foyer se fit régulièrement, mais lentement; le malade sortit le 11 mai.

Dès ce moment, diminution du volume du tibia, tant par la rétraction des parois de la cavité, que par la résorption de l'infiltration périostique; les couronnes de trépan étaient cicatrisées; on avait eu affaire à un séquestre, qui n'avait que 0,006 de longueur, baignant dans une quantité notable de pus. Comme il y avait une tuméfaction énorme, on pouvait croire à la présence d'un séquestre volumineux, tandis qu'il était insignifiant relativement aux dimensions de la cavité.

Obs. V. — Obstéite chronique douloureuse du tibia. — Abcès intraosseux ouvert à l'extérieur. — Persistance des douleurs. — Trépanation. — Guérison.

Joseph Griffet, né à Lentiolles (Isère), âgé de 23 ans, d'une constitution assez vigoureuse, entré dans le service de M. Ollier au mois de novembre 1868. Il y a dix ans, ce malade reçut au niveau de la face antérieure du tibia droit, vers le tiers supérieur, un coup de pied qui fut suivi d'un abcès ouvert spontanément, et se ferma au bout de quelques jours.

Six mois après, à la suite d'une longue marche, tuméfaction du tibia au même niveau, et douleurs assez vives, présentant souvent des exacerbations nocturnes et des rémissions marquées. Il supporta cet état durant neuf ans, continuant à travailler, et interrompant ses occupations quand les douleurs se montraient trop violentes.

Lassé enfin de cette situation, il se décida à entrer à l'Hôtel-Dieu. Au niveau du point primitivement atteint, existe une tuméfaction assez prononcée, qui est traitée par les émollients. Le 1er décembre, les douleurs augmentent, les symptômes inflammatoires se dessinent davantage, et la fluctuation devient manifeste; on fait une incision jusqu'à l'os, issue d'une certaine quantité de pus. On ne pénètre pas toutefois dans le tissu osseux, qui est simplement mis à nu. Le malade avait été à peine soulagé, et quelques jours après une fistule se formait spontanément, donnant lieu à un écoulement de liquide dont on ne put constater la nature, le malade ne l'ayant pas recueilli.

Le lendemain, en explorant la plaie, on trouvait un petit pertuis oblique, par lequel le stylet pénétrait dans une cavité médullaire ayant 0,031 de profondeur ; on ne sent pas de séquestre ; l'état du malade ne fut presque pas modifié par l'issue du liquide, et les douleurs recommencèrent.

18 décembre. — Trépanation au niveau du trajet fistuleux ; l'instrument tombe dans une cavité grosse comme une noix, pleine d'un liquide louche, séro-purulent. Dans cette cavité se trouvaient des fongosités médullaires ; les jours suivants, il s'écoule du pus et quelques parcelles osseuses.

Les douleurs disparurent dès le jour même ; la plaie est maintenue béante au moyen de mèches. Application d'un bandage silicaté à cause d'une épidémie d'érysipèle développée dans la salle. Ces précautions furent inefficaces, car le malade, qui n'avait pas souffert depuis l'opération, fut pris le 26 décembre de douleurs violentes accompagnées d'une élévation marquée de la température ; le bandage enlevé, on reconnut la présence d'un érysipèle.

10 janvier. — Le malade, guéri de son érysipèle, qui avait eu une certaine gravité, allait bien, se levait sans difficultés et se disposait à partir, quand il fut retenu par le mauvais temps.

18 janvier. — Au moment où il se disposait à quitter l'hôpital, nous voyons survenir tout à coup un frisson intense, suivi d'une température élevée 40° ; sueurs profuses, teinte subictérique, en un mot, tous les signes de la pyohémie. L'affection ne put être enrayée malgré le transport immédiat du malade à la campagne où il succomba quelques jours après chez un de ses parents.

Obs. VI. — Ostéite chronique douloureuse du tibia. Abcès intra-osseux. Trépanation. Guérison.

Henry Florentin, domestique, âgé de 21 ans, demeurant à Rodes (Ardèche), entré le 5 janvier 1864, salle Saint-Louis.

Le début de l'affection remonte à treize ans. A cette époque, le malade avait 8 ans, et jusqu'à ce moment il n'avait subi aucune des maladies de l'enfance lorsque, sans cause occasionnelle reconnue, il survint au niveau du tiers inférieur du tibia une douleur d'abord sourde, profonde, sans exacerbation nocturne, et d'une intensité égale et continuelle, cette douleur présentait une très-grande variabilité. C'est ainsi que, paraissant subitement le plus souvent sous l'influence du froid, elle durait vingt-quatre ou quarante-huit heures, et disparaissait ensuite.

Quant aux points envahis, ils étaient aussi très-variables, comme le démontrait d'ailleurs le changement facile du siége de la douleur, qui se localisait tantôt à la partie supérieure du tibia, s'irradiant dans le genou, tantôt sur une partie de la crête, tantôt et principalement sur la malléole interne. Après ces variations, la douleur se fixa à peu près au point de jonction du tiers inférieur avec le tiers moyen du tibia ; le malade fut dès lors condamné au repos. La marche était impossible, bientôt survint à ce niveau une tuméfaction des parties, qui s'étendit à presque la totalité de la jambe, plus prononcée cependant vers la partie inférieure au voisinage de la malléole interne. Cette tuméfaction, un mois après, semblait se concentrer à 0,05 au-dessus de ce point. En même temps, tous les symptômes d'une vive inflammation se montrèrent, chaleur, rougeur, douleurs lancinantes, état fébrile.

La maladie continuait sans que la famille eût recours à un chirurgien, seulement le père soupçonnant là un abcès, n'hésita pas à y plonger la pointe de son couteau ; il sortit de la plaie, dont on voit encor la cicatrice, une quantité considérable de pus.

Un grand soulagement en fut la conséquence, mais pourtant le malade était obligé de garder le lit. Un mois après cette opération, la plaie, qui avait suppuré jusqu'alors, se ferma peu à peu ; le malade put alors se lever en s'appuyant sur sa jambe, et reprendre au bout de quelque temps les travaux des champs.

C'est ainsi qu'il passa treize ans, intervalle compris entre ce jour et le début de son affection première, souffrant de temps à autre, pendant la nuit surtout ; à côté de cela périodes de calme et de repos complet. Enfin, les douleurs qui avaient disparu se montrèrent de nouveau, augmentèrent rapidement d'intensité dès le mois de novembre 1863, devinrent continues, térébrantes avec exacerbations nocturnes, et des symptômes analogues à ceux énoncés plus haut se montrèrent.

Cette fois, le malade se décida à entrer à l'Hôtel-Dieu ; le siége de la lésion paraissait voisin de l'épiphyse, c'est-à-dire au niveau du cinquième inférieur du tibia ; la rougeur, chaleur, tuméfaction étaient très-marquées ; il y avait une infiltration considérable des tissus, mais sans suppuration ; élévation de température. Les moyens employés pour combattre ces symptômes ne les modifièrent en aucune façon, et M. Ollier procéda alors à une trépanation. Le tissu compacte ramolli laissait pénétrer facilement par le trépan, qui tomba dans une cavité osseuse, foyer de la suppuration, siégeant dans la région juxta-épiphysaire ; il s'en écoula une certaine quantité de pus. Dès le jour même, les douleurs ont disparu, et la nuit le malade a pu reposer. Les jours suivants, cette amélioration persiste et s'accentue même davantage. La mensuration du tibia donne une différence de 0,005 au moins en longueur au profit du tibia malade. Quelques jours, c'est-à-dire trois semaines après, le malade veut absolument partir ; à ce moment la suppuration est presque insignifiante, il commence à marcher, mais avec une légère claudication.

Obs. VII. — Ostéite de l'extrémité supérieure du tibia. Douleurs violentes. Trépanation. Moelle infiltrée de pus. Guérison.

Homme de 58 ans, entré dans le courant de l'année 1866 dans le service de M. Ollier, salle des opérés, n° 24.

Dans sa jeunesse, ce malade aurait été déjà atteint d'une ostéite du tibia, qui se termina au bout de quelque temps par suppuration et par l'élimination de plusieurs séquestres.

Depuis cette époque toute trace d'inflammation osseuse avait disparu, et il était arrivé à l'âge de 54 ans sans avoir éprouvé aucune atteinte nouvelle de son ancienne affection.

A partir de ce moment, c'est-à-dire il y a quatre ans, il commença à ressentir quelques douleurs vagues à l'extrémité supérieure du tibia droit; mais malgré cela il continua à vaquer à ses travaux, se reposant de temps à autre quand il souffrait davantage.

Depuis quelque temps les douleurs ont pris un caractère d'acuité plus grande, et l'ont décidé à venir demander un soulagement dans les hôpitaux. On essaya de calmer ses souffrances par tous les moyens antiphlogistiques ordinaires, repos, cataplasmes, émollients, opiacés.

Ce traitement n'amenait aucune amélioration dans l'état du malade; les douleurs étaient toujours aussi aiguës, à caractère exacerbant et nocturne.

Dans le point douloureux, on constatait de la rougeur, de l'empâtement, sans trace de fluctuation.

Le résultat négatif que donnait le traitement antiphlogistique indiquait formellement au chirurgien d'agir.

Après anesthésie, application d'une couronne de trépan, au niveau du point où s'observait le maximum de la douleur. Le tissu a une consistance plutôt friable qu'éburnée, on trouve du pus non réuni en foyer, mais infiltré encore dans le tissu spongieux. L'opération est complétée avec la gouge au moyen de laquelle on enlève toutes les parties qui étaient le siége de cette infiltration diffuse. Disons pourtant qu'au point où le trépan fut appliqué existait une petite collection de pus caséeux, de la grosseur d'un pois.

Le soulagement fut immédiat, mais la cicatrisation marcha fort lentement, car trois mois après la plaie n'était pas encore fermée, et quelques esquilles s'étaient détachées consécutivement. Malgré cela, les douleurs n'avaient pas reparu, le sommeil était facile, l'état général satisfaisant.

Il ne s'agit pas ici, à proprement parler, d'un abcès intra-osseux. Le pus est simplement infiltré dans les mailles du tissu spongieux; mais c'est toujours, en somme, le même processus à une période moins avancée. Il est probable que dans le cas où l'on ne serait pas encore intervenu le pus se serait réuni en foyer et aurait constitué plus tard une véritable collection purulente.

Obs. VIII. — Ostéite chronique douloureuse du tibia. Trépanation. Issue d'un liquide à globules huileux. Guérison. Observation communiquée par le docteur Pochois (de Voiron).

Un jeune homme de 28 ans environ. entra à l'Hôtel-Dieu, salle Saint Sacerdos. service de M. Ollier, en 1865.

Ce jeune homme se plaint de douleurs violentes dans la jambe gauche depuis quelque temps, douleurs continues avec des exacerbations nocturnes. Gonflement du membre à peine appréciable, un peu de tuméfaction au niveau du tiers inférieur de l'os là où existe le maximum des douleurs, pas d'abcès périphérique.

M. Ollier diagnostique un abcès intra-osseux du tibia, et après avoir essayé de calmer les souffrances par un traitement approprié, il appliqua le trépan sur le point où la douleur et le gonflement étaient le plus prononcés. La couronne rencontra une cavité bien délimitée de laquelle s'échappa un liquide visqueux mêlé de globules huileux ressemblant tout à fait à du bouillon gras un peu troublé ; cette cavité siégeait dans le canal médullaire. Après l'opération, disparition immédiate des phénomènes douloureux ; guérison qui ne s'est point démentie.

Obs. IX. — Abcès du tibia ouvert à l'extérieur; écoulement difficile. Trépanation. Guérison.

Un jeune homme de 22 ans avait eu autrefois un abcès de l'extrémité inférieure du tibia ouvert spontanément, à 0,06 au-dessus de l'interligne articulaire. L'ouverture s'était faite au-dessus de la portion tuméfiée de l'os qui répondait à la région juxta-épiphysaire. Un stylet introduit pénétrait dans une cavité large comme une noix, et qui donnait de temps à autre issue à un écoulement de liquide plus ou moins purulent.

Le malade souffrait légèrement, et parfois même point du tout dans le courant de la journée, mais, vers le soir, douleurs véritables qui augmentaient beaucoup après l'exercice.

M. Ollier se décida à intervenir; il fit une incision au niveau de l'ouverture déjà mentionnée, et appliqua une petite couronne de trépan. L'instrument tomba sur une cavité remplie d'un liquide séro-purulent. Les douleurs que le malade accusait avant l'opération ne reparurent plus, mais la plaie fut longue à se cicatriser.

ANATOMIE PATHOLOGIQUE.

Quelles sont les lésions anatomiques qui caractérisent l'abcès des os, ou plutôt comment se trouve-t-il constitué?

Disons tout d'abord que le plus souvent le trépan est tombé sur une collection de pus, mais de consistance et de nature variables. C'est ainsi qu'on a pu le trouver desséché après avoir subi la transformation caséeuse, dite improprement tuberculeuse. Il ne s'agit là évidemment que d'un foyer inflammatoire ancien, ce n'est plus du pus bien formé, mais un détritus granuleux au milieu duquel se trouvent des cellules en voie de métamorphose graisseuse (Ranvier, *Archives de physiologie normale et pathologique*, 1868).

Dans certains cas on a noté la présence d'un liquide séro-purulent, comme le montrent deux de nos observations (5 et 9). M. Cruveilhier lui-même en rapporte plusieurs exemples. Aussi, d'après lui, quelques-unes de ces collections seraient primitivement des kystes, dont la présence dans l'intérieur de l'os déterminerait par voisinage une ostéite suppurée. Ce n'est évidemment là qu'une hypothèse peu admissible; et comment, du reste, la vérifier, car il est impossible d'assister aux modifications successives dont M. Cruveilhier parle dans sa thèse. D'ailleurs, les kystes osseux, tels qu'on les connaît, ont une marche et une symptomatologie toute différente des abcès juxta-épiphysaires.

Dans l'observation 8, communiquée par M. le Dr Pochois, la nature du liquide s'éloigne de celle qui est observée ordinairement. Le liquide qui s'échappa après la trépanation ressemblait tout à fait à du bouillon gras un peu trouble, on y voyait un grand nombre de globules huileux. Ce n'est pas le seul fait où M. Ollier ait observé cette particularité. En effet, dans un mémoire publié par un de ses élèves, M. Poncet, sur la périostite albumineuse, nous y lisons que l'incision du périoste a souvent donné issue à un liquide visqueux, filant, albuminoïde, analogue à de la synovie. Bien que toutes les sérosités méritent par leur constitution le nom d'albuminoïdes, M. Ollier lui a attribué faute de mieux ce qualificatif. En 1854, déjà, M. Chassaignac avait signalé, à propos de l'ostéomyélite et des abcès sous-périostiques la présence d'une sérosité abondante, où nageaient de nombreux globules huileux.

Ailleurs la cavité est remplie par un pus tantôt jaunâtre, tantôt verdâtre, crémeux, bien lié, possédant, en un mot, tous les caractères du pus louable.

Les lésions du périoste se bornent le plus souvent à celles de la périostite simple. On trouve cette membrane vascularisée, parfois même ecchymotique. Il existe en même temps une infiltration assez marquée, caractérisée par un épaississement notable et un décollement facile. La suppuration est rare, dans la plupart des cas la périostite n'était pas arrivée à ce degré. Nos observations d'ostéite à marche rapide aiguë (1, 2, 3, ne signalent même point cette complication, elle existait pourtant dans les faits rapportés par Morven-Smith. (*American journal of sciences médicales*, novembre 1838.

Au dessous du périoste, les auteurs signalent souvent la présence de jeunes couches osseuses, qui contribuent beaucoup à la tuméfaction dont nous parlerons ultérieurement.

Le tissu osseux présente toujours les altéraitons propres à l'ostéite dans le voisinage de la cavité. Mais quelle en est la nature? Est-ce de l'ostéite condensante ou cette forme que Gerdy a décrite sous le nom d'ostéite raréfiante. Presque toutes les observations qui ont été publiées sur l'abcès des os parlent de sclérose, de condensation. Partout nous voyons le chirurgien traverser avec le trépan les couches épaisses d'un tissu dur, compacte, parfois éburné avant d'arriver au siége de la lésion.

Cette condensation|pourtant avait frappé l'esprit de M. Cruveilhier ; il lui paraissait en effet naturel, que le travail d'agrandissement de la cavité fût précédé d'une certaine raréfaction à la périphérie. Voici d'après lui l'explication qu'en donnait M. Nélaton; « l'illustre professeur avait déjà observé ce fait à propos de toutes les pertes de substance des os : il semble que la loge se soit creusée comme à l'emporte pièce sans avoir été précédée d'une diminution graduelle de densité. » L'interprétation de tous ces phénomènes est beaucoup plus simple : ou bien c'est une ostéite à sa première manifestation, et alors elle est forcément raréfiante et suppurée au centre; condensante à la phériphérie, cette condensation étant secondaire et variable; ou bien c'est une ostéite récidivée sur une lésion ancienne, et alors la raréfaction et la suppuration se font au sein d'un ancien tissu condensé dont une partie repasse à l'état embryonnaire. Cette rarefaction de la substance osseuse même à la périphérie du foyer purulent ne ressort-elle pas manifestement de la lecture des observations 1, 3, 6, 7, c'est, d'ailleurs, le seul genre d'altération qu'on y trouve. En effet, dans la première, le trépan traversa un tissu très-vasculaire et facilement dépressible, les deux autres font mention de la même lésion, même particularité dans la dernière. Une des observations citée par M. Cruveilhier nous paraît rentrer elle-même dans cette même catégorie. Il s'agit d'un abcès du tibia datant de 6 ans à propos duquel R. A. Barton fit une incision au bistouri qui arriva dans une cavité purulente, une seule fois dans nos faits personnels l'épaississement de l'os à la périphérie a été signalé (obs. 4). Nous n'avons point évidemment affaire dans ces derniers cas à de la condensation de la sclérose, cette vascularisation cette diminution de consistance du tissu osseux, la facilité avec laquelle il se laisse pénétrer soit par le trépan, soit par un simple bistouri sont des preuves manifestes d'ostéite raréfiante.

Quant à la manière dont se forme cette cavité purulente voici comment elle peut s'expliquer et ceci concerne surtout le tissu spongieux où se rencontre habituellement l'abcès intra-osseux. Au début la vascularisation, la rougeur se concentrent en un point, on observe çà et là de petites taches ecchymotiques, les unes violacées, d'autres brunâtres; en même temps dilatation des aréoles osseuses. Ces taches prennent bientôt une coloration jaunâtre due à la présence du pus qui tantôt reste infiltré, tantôt, lorsque la raréfaction a été poussée très-loin, se réunit en un foyer plus ou moins bien circonscrit. Sur un os ainsi affecté le microscope démontre les altérations suivantes. « Les espaces médullaires paraissent limités par une ligne sinueuse formée par des arcs de cercle dont la concavité regarde en dedans.... Ces cavités des os ainsi élargies sont exactement remplies par des jeunes cellules, elles se touchent toutes et le tissu qu'elles forment par leur réunion constitue le tissu de granulations des Allemands sillonné par de nombreux vaisseaux.... La cause de la résorption de la substance osseuse dans l'ostéite est d'une grande obscurité à ce sujet il n'existe que des hypothèses. M. Billroth hésite entre l'action dissolvante d'un acide développé pendant le travail inflammatoire et le destruction de l'os sous forme d'une fine poussière. M. Rindfleisch, suppose que la résorption est précédée d'une transformation muqueuse avec perte de sels calcaires, etc. Les cellules embryonnaires ne sauraient être distinguées nettement des globules de pus, si donc l'irritation est assez intense, sa persistance peut déterminer l'apparition d'une grande quantité de cellules et il y aura suppuration. » (Ce passage est emprunté au travail de M. Ranvier sur l'ostéite, publié dans les archives de physiologie normale et pathologique, Janvier, février 1868·)

La cavité de l'abcès est habituellement bien délimitée, sa forme et son volume sont très-variables depuis la grosseur d'une aveline jusqu'à celle d'une noix, on peut observer toutes les dimensions intermédiaires. Les parois sont presque toujours lisses, rarement irrégulières et creusées de petites anfractuosités. Elles sont parfois garnies de bourgeons charnus, le plus souvent tapissées par une membrane blanchâtre tantôt lisse, tantôt veloutée, comme le démontrent les observations de M. Cruveilhier et celles que nous avons parcourues dans les publications anglaises. Cette membrane paraît douée d'une sensibilité assez vive qui peut se manifester par de la douleur chez le malade quand on excite les parois avec un instrument rigide.

En réalité il faut distinguer deux cas : ou bien l'abcès est récent, et alors on trouve dans les parois des bourgeons mous, rouges et ecchymotiques au centre, gris ou jaunâtres à leur surface libre, qui se résout en liquide purulent ; ou bien l'abcès est déjà ancien et alors la partie profonde de ces bourgeons a eu le temps de constituer une nappe étalée, sorte de membrane pyogénique de teinte grisâtre à consistance ferme, composée de tissu conjonctif à divers degrés d'évolution suivant son ancienneté et sa proximité du foyer. La surface libre de cette couche de tissu inflammatoire, est plate ou veloutée, selon qu'elle a perdu ou qu'elle conserve encore des bourgeons sécrétants.

NATURE ET SIÉGE DE L'AFFECTION.

Disons tout d'abord que l'abcès intra-osseux est une lésion limitée circonscrite qu'il faut se garder de confondre avec les suppurations diffuses. Nous éliminons donc par là cette variété d'affection qui a été traitée *in extenso* par M. Sésary (Thèse de Paris 1870) et qui se caractérise par un gonflement étendu du membre, l'envahissement rapide de l'articulation voisine et des symptômes généraux graves revêtant la forme typhoïde.

L'abcès des os au contraire se comporte bien différemment, lésion limitée comme nous l'avons déjà dit, il se manifeste extérieurement aussi par une tuméfaction limitée elle-elle-même, respecte les articulations et retentit peu sur l'économie.

Le siége de cette altération particulière du tissu osseux mérite maintenant de nous arrêter quelques instants. M. Gosselin (Archives de médecine, novembre 1858), comparant l'union de la diaphyse et de l'épiphyse à une amphiarthrose, dit qu'on rencontre le pus dans cette articulation même, sans vouloir localiser le point de départ dans le cartilage d'accroissement plutôt que dans le tissu osseux voisin. Les lésions sont situées tantôt au-dessus tantôt au dessous du cartilage dans le tissu spongieux, telles sont ses conclusions.

Pour M. Broca (*The cyclopédia of practcal surgery*, t. III, ostéitis) l'abcès des os se rencontre soit dans le tissu spongieux de l'épiphyse soit à l'extrémité du canal médullaire, il n'en connaît aucun exemple dans la longueur de la diaphyse.

D'après M. Cruveilhier au contraire (thèse de Paris 1867), c'est toujours une lésion de l'épiphyse, et attribuant à cette dénomination un sens plus chirurgical qu'anatomique, il entend par ce mot toute la portion renflée et articulaire de l'os.

M. Ollier considère cette inflammation suppurée comme une affection diaphysaire localisée soit à l'extrémité inférieure du canal médullaire ou à la portion de l'os qui avoisine le cartilage de conjugaison à laquelle il donne le nom de juxta-épiphysaire. Déjà dans la thèse de Gamet, 1862, il avait cherché à défendre cette opinion, en s'appuyant sur deux ordres de faits, les premiers anatomiques, les seconds tirés de la physiologie expérimentale.

Dans nos autopsies dit le Dr Gamet « les lésions diaphysaires nous ont toujours paru plus avancées que celle de l'épiphyse, cette dernière même eût paru saine, si elle n'avait été plus ou moins décollée et baignant dans du pus. Ce que nous avons constaté avait déjà d'ailleurs frappé plusieurs observateurs. » A ce propos il rappelle une observation publiée dans les Archives de médecine par M. Maslieurat-Lagémare ayant trait à une nécrose de l'extrémité inférieure du fémur et où le cartilage de conjugaison avait servi de barrière à l'infiltration purulente, l'épiphyse était saine. »

M. Chassaignac lui-même (Traité de la suppuration, vol II, p. 467). nous apprend qu'il a vu plusieurs fois l'infiltration purulente arrêtée par le cartilage d'accroissement rester confinée dans la diaphyse; quand l'épiphyse était malade c'était consécutivement. L'auteur cherche ensuite a expliquer le trajet du pus et la façon dont il arrive à perforer le cartilage pour arriver jusque dans la portion épiphysaire de l'os.

D'un autre côté, MM. Flourens et Ollier ont prouvé depuis longtemps que c'était par l'extrémité diaphysaire que l'os s'allongeait et non par l'épiphyse puisque sur des os d'âges différents, avant la soudure elle possède toujours la même longueur. Nous croyons inutile de répéter ici ces expériences qui sont consignées tout au long dans le traité de la régénération des os par le périoste et la thèse de Gamet. L'activité physiologique de ce tissu, les transformations continuelles qui s'y passent viennent confirmer la réalité de l'opinion que nous défendons ici. Enfin, les observations consignées dans ce travail montrent toutes l'ostéite suppurée siégeant dans un point de l'os où il est matériellement impossible de rencontrer encore l'épiphyse.

En résumé, et pour tous les motifs qui viennent d'être passés en revue ici, nous localisons surtout l'ostéite terminée par abcès à la portion juxta épiphysaire de la diaphyse des os, et nous entendons par là tout le tissu spongieux qui s'étend depuis la fin du canal médullaire jusqu'au cartilage de conjugaison. Pourtant sans vouloir être aussi exclusif que M. Gamet, nous croyons avec MM. Broca et Sésary (Thèse de Paris 1870) qu'elle s'observe aussi dans l'intérieur du canal médullaire près de son extrémité terminale.

SYMPTOMATOLOGIE ET DIAGNOSTIC.

Notre intention n'est pas de traiter longuement cette partie de la question sur laquelle il nous faudra revenir à propos de l'ostéite névralgique qui ne présente avec l'abcès des os que des différences assez peu tranchées, Nous appellerons surtout l'attention sur les trois principaux symptômes qui le

caractérisent, ostéites anciennes, douleur et tuméfaction osseuse.

M. Ollier attache une importance assez grande à l'existence du premier signe, quand chez un jeune homme portant
encore les traces d'une ostéite, laquelle s'est ordinairement
terminée par suppuration ou par l'issue de séquestres on voit
survenir une tuméfaction de l'os accompagnée de douleurs,
il s'agit presque toujours d'un abcès. Quel est le lien plus ou
moins direct qui unit cette nouvelle lésion à la première, il
est impossible de le découvrir. On pourrait à la rigueur admettre que la disposition particulière aux suppurations des
os qui s'observe chez un certain nombre de malades existe
toujours au moment où éclatent les nouveaux accidents, et
qu'ils doivent en être encore une manifestation. Quoi qu'il en
soit, dans une affection de ce genre où le diagnostic est souvent fort difficile, le chirurgien ne doit laisser dans l'ombre
aucun des moyens qui peuvent servir à l'éclairer et nous
croyons qu'il doit tenir compte de ces antécédents.

M. Cruveilhier (thèse de Paris 1867) ne mentionne pas
cette particularité, qui du reste, dans toutes les observations
rapportées par lui n'est consigné que deux fois (observations
VII-VIII, Brodie).

Dans sa communication à l'académie de médecine (5 octobre 1875), M. Gosselin rappelant brièvement les symptômes
de l'abcès intra osseux, fait remarquer que le plus souvent
les malades ont eu dans leur enfance des lésions inflammatoires des os terminées par suppurations ou par nécrose. Malheureusement, d'après son expérience, ce fait n'est pas
constant, on l'observe aussi parfois dans l'ostéite à forme
névralgique, et nos observations elles-mêmes en sont
une preuve manifeste. Il en résulte que ce signe n'a pas toute
la valeur qu'il semblerait présenter de prime abord au point
de vue du diagnostic.

Un élément d'une importance beaucoup plus grande, c'est
la douleur que nous décrirons en détail à propos de l'ostéite

névralgique, car elle présente ordinairement les mêmes caractères dans cette dernière affection. Disons simplement ici qu'elle est extrêmement vive, térébrante, présentant des exacerbations nocturnes fort remarquables. Dans la grande majorité des cas, sourde au début, elle augmente peu à peu, intermittente dans sa marche, elle finit par devenir continue vers la fin. D'autres fois elle est d'emblée continue, ainsi que le montrent nos trois premières observations, mais alors la maladie revêt un caractère d'acuité bien plus marquée.

Un troisième symptôme qui s'observe constamment dans l'abcès intra-osseux, est le gonflement de l'os. De tout temps il a attiré l'attention des chirurgiens, qui en font un des éléments les plus caractéristiques de la collection purulente. Cette tuméfaction ne survient pas d'emblée; peu saillante tout d'abord, elle se dessine peu à peu et son augmentation paraît se lier intimement aux poussées aiguës signalées dans la marche de l'affection. Son siége correspond en général au maximum des douleurs éprouvées par le malade; elle est presque toujours régulière, on ne trouve à sa surface ni saillies mamelonnées, ni stalactites osseuses. Elle ne s'observe pas dans une grande étendue, restant le plus souvent en rapport avec la limitation du foyer lui-même.

Cette particularité mérite d'être signalée, car elle peut servir à distinguer ce gonflement de celui qu'on rencontre dans les suppurations diffuses des os, où il prend aussi le même caractère de diffusion, envahissant parfois la totalité de l'os affecté.

Ces modifications ne sont pas les seules que le tissu enflammé puisse éprouver; en effet, dans certains cas, à l'augmentation de volume se joint un allongement réel qui peut atteindre 1, 2 centimètres et même davantage. C'est ainsi que les observations 1 et 4 relèvent chez le premier malade un allongement de $0^m,014$, et chez le second de $0^m,005$ au moins au profit du tibia atteint d'ostéite. Cette modification des dimensions de l'os s'explique, d'après la théorie que

M. Ollier a soutenue et prouvée dans ces dernières années, par l'irritation qu'exerce à distance le foyer inflammatoire sur le cartilage de conjugaison, irritation qui détermine une formation plus active de substance osseuse, alors que la soudure de l'épiphyse à la diaphyse n'est pas encore faite.

Quant aux parties molles, elles éprouvent des changements qui varient assez, suivant les observations. Dans celles de Brodie, la plupart du temps leur état est passé sous silence ; dans les autres, rapportées par M. Cruveilhier à la fin de son travail, le plus souvent il y a simplement de l'empâtement ; à peine un léger changement de couleur de la peau (Obs. Richet, Nélaton), et lui-même, à l'article *Symptomatologie*, reconnaît que l'engorgement des parties molles est presque toujours peu prononcé, à moins qu'il ne se forme une suppuration extérieure à l'os, chose exceptionnelle.

Ces signes extérieurs, disons-le, paraissent généralement plus marqués dans les faits que nous publions ici. On y voit à peu près constamment une infiltration réelle des tissus périphériques caractérisée par du gonflement, la peau est notablement modifiée, rouge, à une certaine période même d'un rouge intense, on observe parfois de l'œdème qui peut avoir une certaine importance au point de vue d'une lésion suppurée. Les symptômes sont quelquefois encore plus accusés, comme le démontrent les observations de Dubouché, Florentin, Chavassieux. Nous trouvons là tous les caractères d'une phlegmasie aiguë, mais sans trace de pus cependant.

L'abcès intra-osseux a-t-il un retentissement sur l'état général du malade ? On peut répondre que non ; presque nulle part il n'est question de phénomènes généraux, ou, s'ils existent tout se borne à de la céphalalgie, un peu d'agitation ; quant à un état fébrile, il est exceptionnel. Pourtant il en est tout autrement dans les cas de marche aiguë, dont les observations 1, 2 et 3 de cette thèse font mention. Ici, la violence des symptômes locaux a troublé profondément l'organisme, et cette perturbation se manifeste par une accélération du pouls et une élévation de la température, qui peut dépasser même 40 degrés, comme chez Dubouché.

Nous passons rapidement sur le diagnostic de l'abcès des os, au sujet duquel, dans le chapitre ii, à propos de l'ostéite à forme névralgique, nous entrerons dans plus de détails.

Il repose, en réalité, sur les symptômes suivants : tuméfaction limitée, douleurs vives, revêtant parfois le caractère phlegmoneux ; inflammation périphérique marquée, pouvant prendre, dans certains cas, une acuité excessive ; siége de la lésion, dans la majorité des cas, juxta-épiphysaire ; marche rapidement ou lentement progressive ; enfin, antériorité d'ostéite suppurée.

On ne confondra pas cette affection avec les gommes syphilitiques, et nous voulons parler ici surtout des gommes sous-périostiques. Ces dernières présentent, en général, une localisation encore plus étroite, et constituent des tumeurs arrondies plus ou moins fluctuantes. En outre, au début, il n'y a pas de modifications dans la température et la coloration de la peau. Plus tard, si elles viennent à s'enflammer, l'issue d'un liquide ichoreux, de consistance gommeuse, et la persistance d'une ulcération à bords amincis, décollés, mettront le chirurgien sur la voie. Le caractère de la douleur à laquelle on a donné le nom d'ostéocope, et que nous décrirons en traitant de l'ostéite à forme névralgique, doit être pris aussi en sérieuse considération. Il en est de même encore du siége de la lésion, qui est ordinairement diaphysaire dans la périostose gommeuse ; juxta-épiphysaire, au contraire, le plus souvent, dans l'abcès des os.

L'ostéite suraiguë juxta-épiphysaire, connue depuis M. Chassaignac sous le nom de typhus des membres, présente certains points de contact avec ce dernier. Dans cette variété de phlegmasie osseuse pourtant, les symptômes locaux sont encore plus accusés ; gonflement très-étendu, suppuration rapide ; indépendamment de cela, il y a une fièvre violente, du délire, un état typhoïde parfois très-prononcé ; la

marche est rapide, foudroyante ; en quelques jours, la maladie arrive à son acmè et se termine par la mort.

Quant à la distinction entre l'abcès intra-osseux et l'ostéite
non suppurée, à forme névralgique, nous chercherons à l'éta-
blir dans la deuxième partie de cette thèse. Contentons-nous
de dire ici qu'elle est fort difficile, le plus souvent incertaine,
ainsi que le témoignent les nombreuses erreurs des chirurgiens. Dans ce cas, la difficulté existe surtout pour les abcès
à développement progressif, mais le diagnostic n'est pas
très-important, puisque, dans les deux cas, la trépanation
est le meilleur traitement.

MARCHE DE LA MALADIE.

Ainsi qu'on a pu en juger d'après la lecture de nos observations, l'abcès intra-osseux n'a pas toujours la même physio-
nomie, ne présente pas partout des caractères identiques.

Tantôt le début est lent, la marche irrégulière ; à des
périodes d'un calme parfait qui pourraient faire supposer une
guérison définitive, succédent tout à coup. de véritables
poussée aiguës. Alors on voit survenir localement tous les
signes de l'inflammation ordinaire, du côté des téguments :
tuméfaction, rougeur, châleur. Le malade est arraché brusquement à ses travaux par des douleurs extrêmement vives, lancinantes, d'autrefois térébrantes, ayant pour caractère tout particulier de présenter des exacerbations nocturnes qui privent
le malheureux patient de tout sommeil. Puis sous l'influence
du repos, des applications émollientes, et même en dehors de
toute intervention tout rentre dans le calme, ces phénomènes
disparaissent comme par enchantement. Le malade se croit
guéri jusqu'à ce qu'une nouvelle poussée vienne ramener la
même série d'angoisses et de souffrances, ou que l'affection
prenant dès lors une continuité définitive, ne l'oblige à
implorer les secours de l'art. Tels sont les caractères habi-

tuels de l'abcès intra-osseux décrit par M. Cruveilhier, et presque par tous les auteurs qui se sont occupés de cette question, et ceux enfin qu'il a présentés chez plusieurs de nos malades.

Tantôt au contraire le début est brusque, sous l'influence du froid, d'une violence extérieure; parfois sans cause connue le malade est pris des douleurs violentes exacerbantes, dont nous avons parlé plus haut. Dès ce moment point de rémission ou d'intermittence, point de période de calme comme précédemment, il n'a plus ni trève ni repit, la marche de la maladie est continue rapide, aiguë, et en quelques jours arrive à son acmé ; l'intervention chirurgicale est seule capable d'y mettre un terme. Cette description, il est certain, s'écarte complètement de celle des abcès de Brodie et nous ne pouvons guère comparer nos trois faits dont il s'agit ici (obs. 1, 2, 3), qu'à ceux de Morven-Smith (*American journal of the médical Science*, nov. 1838), ou l'auteur fut obligé de trépaner au bout de sept ou huit jours et à celui de M. Péan, publié par M. Klekowski (thèse de Paris 1868). Dans nos premières observations, l'affection ne remonte pas au delà de trois semaines, et rien dans l'étiologie ne vient expliquerl a cause de la brusquerie du début ni de la marche rapide.

Cette forme d'abcès ossseux il faut le reconnaître, est plus facile à distinguer que le précédent, le chirurgien a ici pour se guider l'acuité des signes extérieurs, la rapidité de la maladie, en outre la présence de symptômes fébriles, frissons, température élevée, indices de la suppuration. Le diagnostic est-il fait par cela même? point du tout ; en effet, où se trouve la collection purulente, dans le périoste, dans le tissu osseux ? L'incision seule est capable d'éclairer le clinicien. S'il met à nu un périoste simplement infiltré, hypertrophié, cette lésion est certainement insuffisante pour expliquer la violence des phénomènes inflammatoires et lui indique assez que le siége du mal doit être recherché plus profondément, dans l'intérieur même de l'os.

TERMINAISON.

La terminaison ordinaire de cette affection est la chronicité dit M. Cruveilhier, une fois localisés, enkystés, ces abcès intra-osseux peuvent persister indéfiniment jusqu'à ce que la patience du malade soit enfin lassée et qu'il vienne réclamer les secours de l'art.

Nous venons de montrer par plusieurs exemples que cette manière d'être n'est pas constante et que parfois l'état aigu peut dominer toute la scène.

Faut-il voir dans ces deux séries de faits, deux lésions différentes, ce n'est point notre opinion. M. Cruveilhier, ainsi que l'avait déjà fait remarquer Sésary (thèse de Paris 1870), considère un peu l'abcès des os comme une entité morbide et a de la tendance à en faire une maladie distincte de l'ostéite. Pour nous au contraire, ces collections purulentes sont les lésions circonscrites d'une ostéite, soit aiguë, soit chronique, qui s'est terminée par suppuration et se manifeste tantôt par une marche rapide et des symptômes inflammatoires violents, tantôt au contraire par une marche lente et progressive. L'abcès, comme nous l'avons dit déjà, une fois enkysté peut rester longtemps dans cet état, parfois pourtant à la longue on voit se faire, sans doute par le mécanisme de la raréfaction inflammatoire, une ou plusieurs perforations qui donnent passage au pus, on a pu voir même dans les deux observations que rapportent les *Transaction of pathological Society of London*, ce liquide s'infiltrer dans les tissus périphériques et y produire des désordres assez considérables, pour nécessiter l'amputation, et ce ne sont malheureusement pas les seuls exemples de ce genre. La fistule une fois formée, peut s'ouvrir et se fermer suivant les alternatives de réplétion ou de vacuité de la poche.

Il ne faudrait pourtant pas croire que l'ouverture spontanée soulage véritablement le malade; nos observations 5 et 9

prouvent le contraire, les douleurs persistent encore après, et
et on est obligé d'intervenir. M. Ollier outre les deux faits que
nous venons de rappeler, a rencontré dans sa pratique, plusieurs de ces cavités osseuses, consécutives probablement à
des abcès intra-osseux qui se sont faits jour au dehors, et sont
malgré cela toujours une source de souffrances et d'inquié-
tude pour le malade. D'après lui elles sont dues à la difficulté
qu'éprouve le pus à s'écouler à travers l'ouverture naturelle
de la cavité, soit à cause de son étroitesse, soit à cause de sa
direction vicieuse, ces cas ne sont pas comparables aux autres
pour la violence des douleurs, ils sont pourtant pénibles et
tôt ou tard le malade finit par se mettre à la disposition du
chirurgien et accepte l'opération qui lui est proposée.

Une terminaison beaucoup plus grave serait l'ouverture de
l'abcès dans l'articulation voisine, toutefois elle n'a été
signalée nulle part. « Un des faits qui frappent le plus dit
M. Cruveilhier, p. 54, c'est l'intégrité des mouvements articulaires coïncïdant avec la proximité de la lésion. Il est
presque sans exemple de voir un retentissement articulaire se
produire.» Néanmoins cette complication pourrait se présenter
et nous voyons à propos des observations anglaises rapportées
dans l'historique, les chirurgiens en prévoir la possibilité et
préconiser la trépanation dans le but de la prévenir. A plus
forte raison devrait-on redouter cette éventualité dans les
ostéites aiguës suppurées, dont il a été question précédemment, c'est d'ailleurs en vue de parer à cet accident, que
M. Péan, en 1867, trépanait l'extrémité inférieure d'un
fémur.

Le cartilage de conjugaison est évidemment un obstacle à
la marche du pus, cependant il peut arriver un moment où sa
résistance se trouvera vaincue et il se laissera perforer suivant
un mécanisme qui a été très-bien décrit par M. Chassaignac.
Une fois dans l'épiphyse, il ne tarde point à se créer une
nouvelle voie à travers le cartilage d'encroûtement et à faire
éruption dans l'articulation où sa présence détermine les

lésions ordinaires de l'arthrite suppurée. Le plus souvent c'est à l'amputation que le chirurgien est obligé de recourir pour sauver la vie de son malade.

TRAITEMENT.

La trépanation, disons-le hautement, est le seul traitement rationnel de l'abcès intra-osseux. Tant que les caractères de l'affection ne seront pas bien établis, le chirurgien devra employer les moyens dont il dispose pour calmer la douleur. Une fois le diagnostic posé, et on peut y arriver en tenant compte des principaux symptômes que nous venons d'étudier on ne doit pas hésiter. Il faut trépaner ; par là on évitera au patient bien des souffrances, et on le soustraira aux complication qui pourraient survenir.

Depuis Brodie, qui le premier a tracé les règles et les indications de cette opération à propos des suppurations osseuses, elle a été pratiquée un assez grand nombre de fois et a donné presque toujours un résultat remarquable; c'est une opération à la fois utile et innocente, utile parce qu'elle permet maintenant de conserver aux malades un membre qui, dans le siècle dernier, était destiné à tomber sous le couteau, ensuite parce qu'elle fait cesser merveilleusement les douleurs atroces exacerbantes, sur lesquelles nous avons déjà insisté; innocente puisque dans tous les faits de trépanation signalés depuis Brodie, elle n'a presque jamais été le point de départ d'accidents sérieux.

Dans nos neuf observations, nous voyons huit guérisons et une mort par pyohémie (Florentin obs. 5), encore peut-on se demander si elle doit être mise sur le compte de l'opération. Ce n'est que quarante-cinq jours après, que se sont montrés les symptômes de l'infection purulente, et dans l'intervalle le malade fut atteint d'un érysipèle qui, sans doute, n'est pas étranger au développement de ces accidents redoutables.

Nous ne décrirons point ici le mécanisme et les règles de la trépanation que nous donnerons dans la seconde partie de cette thèse.

Disons simplement que la tréphine peut ne pas tomber sur la collection purulente de prime abord et que le chirurgien est autorisé en pareille circonstance à faire une seconde application dans le voisinage. Il existe en effet quelques faits rares heureusement, dans lesquels la cavité n'ayant pas été découverte et les douleurs persistant encore, il a fallu en venir à une amputation qui a montré la présence du pus dans un point plus ou moins éloigné de la couronne de trépan.

Nous en resterons là de nos considérations sur le traitement de l'abcès qui a été déjà fort bien discuté dans la thèse de M. Cruveilhier et sur lequel d'ailleurs nous serons obligé de revenir à propos de celui de l'ostéite névralgique.

CHAPITRE II.

De l'ostéite à forme névralgique.

Cette seconde partie de notre travail comprend l'étude de l'ostéite, à forme névralgique, et de son traitement par la trépanation. Ce mot de névralgique ne doit pas impliquer l'idée d'une inflammation particulière des os, se révélant sur les pièces par des altérations spéciales. L'anatomie pathologique, en effet, démontre qu'on trouve simplement les lésions de l'ostéite ordinaire telles qu'elles sont décrites dans tous les ouvrages classiques.

MM. Gosselin et Ollier, qui ont appelé les premiers l'attention des chirurgiens sur cette question en lui donnant cette qualification, ont eu seulement l'intention de rappeler le signe principal qui la caractérise. Elle se manifeste en effet par une douleur vive, intermittente, à certains moments, d'autres fois continue, à exacerbations nocturnes très-marquées, présentant en un mot les caractères habituels de la douleur névralgique.

Nous avons vu dans le chapitre précédent la trépanation réservée d'abord aux affections du crâne, passer plus tard dans le traitement de la nécrose des os longs, et quelques années après dans celui de leurs suppurations limitées. Elle était appelée encore à faire un nouveau pas, et c'est à MM. Gosselin et Ollier que revient l'honneur d'avoir mis au jour les services qu'elle peut rendre contre l'élément douleur, dans la variété d'ostéite dont nous venons de parler.

HISTORIQUE.

Les auteurs anciens, et ceux des premières années de ce siècle, sont complètement muets sur la question qui fait l'objet de ce travail.

Dans les *Lectures illustratives* de Brodie, nous trouvons pour la première fois quelques documents qui s'y rapportent, et encore d'une façon assez indirecte. Nous y lisons, en effet, l'observation d'une trépanation faite pour une ostéite douloureuse sans abcès. Il s'agissait d'un jeune homme souffrant depuis longtemps de douleurs violentes, exacerbantes, à la partie moyenne de l'humérus, avec gonflement, et qui firent soupçonner un abcès. « La trépanation fut pratiquée (dit l'auteur), le trépan pénétra jusqu'à l'os, mais il ne sortit pas de pus. Je continuai l'opération, et jusqu'à ce que l'instrument eut perforé l'os de part en part, mais il n'y avait pas de pus, la substance était dure et compacte. » Le chirurgien anglais, comme il le raconte avec une entière bonne foi, croyait avoir commis une erreur, peut-être même préjudiciable pour son malade ; il fut donc tout surpris de voir la douleur disparaître, et, à la suite, une guérison complète.

Aussi, à ce propos, fait-il remarquer que, dans le cas de trépanation contre les douleurs des os, on peut ne pas tomber sur un abcès, et que malgré cela le malade est soulagé. D'après lui, on a affaire ici à de l'ostéite chronique, et le soulagement qui résulte de l'ablation d'une couronne osseuse s'explique par la diminution de tension des parties profondes, en un mot par la disparition de l'étranglement.

L'encyclopédie de pathologie chirurgicale, rédigée par MM. Pitha et Billroth, rapporte (tome II, chap. xxi, p. 241), un article du Dr Weber, professeur de pathologie à Heidelberg, qui, à propos du traitement des abcès intra osseux, parle incidemment de deux trépanations, où le chirurgien ne trouva point de pus. « L'on ne peut distinguer, ajoute-t-il, au lit du malade, les cas observés par Stromeyer et Bryunt, dans lesquels une ostéite, compliquée d'ostéo-périostose, provoqua les mêmes symptômes qu'un abcès de l'os. » Dans ces deux circonstances, le trépan, après avoir traversé une couche osseuse, éburnée, parvint dans un tissu médullaire sain, et les deux malades guérirent.

Ces auteurs, on le voit, n'ont qu'une notion bien imparfaite de l'ostéite névralgique ; ils ne la connaissent pas sous cette dénomination, mais c'est bien évidemment la même affection dont il s'agit.

L'esprit de M. Laugier avait été frappé de certains faits d'ostéite à forme douloureuse ; aussi proposa-t-il, pour la combattre, la saignée des os au moyen de petites trépanations multiples, dans le but de provoquer un écoulement de sang. Dans l'extrait d'une note communiquée à l'Académie des sciences (comptes-rendus de l'Académie des siences 1852), nous lisons le passage suivant : « Des expériences, faites à Alfort, plusieurs observations recueillies sur l'homme, prouvent qu'il est possible de tirer en quelques minutes d'un os sain, et *a fortiori*, d'un os malade (c'est dans ce cas seulement que la méthode a été appliquée chez l'homme) une quantité notable de sang. Ces observations ont démontré aussi que la piqûre faite ainsi au tissu osseux était d'une complète innocuité. Ces expériences n'entraînèrent point la conviction des esprits, et l'opération de M. Laugier n'entra pas dans le domaine de la pratique. Dans tous les cas, elle eut le mérite de montrer que la mise à nu du tissu osseux dans cette variété d'ostéite simple, n'était point dangereuse comme on pouvait le supposer ; c'était un acheminement vers la trépanation qui devait être appliquée plus tard par MM. Gosselin et Ollier.

Erichsen, dans une *Clinical lecture* (*The Lancet*, July, 1856), sur les causes des douleurs des os, dont nous avons déjà parlé dans le chapitre précédent, montre qu'elles sont parfois sous la dépendance d'une inflammation chronique, et signale les avantages de la trépanation en pareille circonstance. L'os est condensé, épais, et la condensation est pour lui la cause de cette douleur violente, intermittente. Comme Brodie, il attribue les heureux résultats de l'opération à la disparition de la tension et de la compression des parties profondes. Plus tard, nous l'avons dit, il cherchait à substituer l'ostéotomie simple à la trépanation, comme étant moins dangereuse.

L'ostéite névralgique ne parait pas avoir attiré spécialement l'attention de M. Broca ; en effet, à propos de l'abcès des os qu'il décrit longuement, (Art ostéitis dans *The Cyclopedia of Pracical Surgery*, tome III,) il se contente de rappeler l'observation 10° de Brodie, où le chirurgien anglais ne rencontra pas de pus. Ce qui aurait dû éloigner l'idée d'abcès, ajoute-t-il, c'est le siége de la tuméfaction au centre de l'os, l'absence de rémission dans la douleur, et la présence sur un membre où l'affection n'avait pas encore été observée.

La *Gazette des Hopitaux* de 1859 parle d'un cas de trépanation de M. Michon pour des douleurs violentes du tibia, chez une femme qui avait subi la même opération dans un cas d'abcès de l'os correspondant. Le trépan ne rencontra pas de pus, le tissu osseux était notablement hyperemié ; les douleurs disparurent pendant sept ou huit mois. A partir de ce moment elles se sont montrées de nouveau, mais on n'a rien fait depuis.

Dans son article sur l'abcès des os, Holmes (*A system of surgery by various authors, edited by Holmes,* 1860) prévient les chirurgiens que le trépan peut ne pas tomber sur une cavité, mais qu'alors les symptômes douloureux sont dus à une ostéite chronique. L'opération, d'après lui, donnerait ici un bon résultat, et serait le point de départ d'une action curative.

Ainsi donc l'ostéite douloureuse ou à forme névralgique, avait été entrevue comme le prouvent les observations que nous venons de rappeler, mais ces faits étaient épars çà et là dans la science, et il n'existait jusqu'alors aucune description exacte et détaillée de cette affection. M. Naud, le premier, (Ostéite névralgique, thèse de Paris, 1868) sous l'impulsion de son maître, M. Gosselin, a étudié d'une façon complète les symptômes et la nature de cette variété d'inflammation des os.

A cette époque toutefois le, chirurgien de la Charité ne paraît pas avoir une opinion encore bien arrêtée sur son traitement par la trépanation. En effet, M. Naud, après avoir étudié les résultats de cette opération dans les trois faits qu'il rapporte, s'exprime ainsi : « Voilà des résultats qui parlent assez haut, aussi après les avoir examinés n'hésitons-nous pas à conclure que la trépanation si indiquée, si efficace, indispensable même la plupart du temps dans l'abcès des os, doit être à tout jamais bannie de la thérapeutique de l'ostéite à forme névralgique ; trépaner dans ce cas serait exposer les malades à toutes les conséquences mauvaises des suppurations osseuses, à l'infection purulente en un mot.

Depuis lors, M. Gosselin a eu l'occasion d'intervenir de la même façon dans plusieurs circonstances chez des malades atteints d'ostéite névralgique, et son opinion s'est totalement modifiée. Pour le prouver nous n'avons qu'à rappeler les paroles qu'il prononçait devant l'Académie de médecine : « Que penser de la trépanation dans les cas d'abcès faux ou d'abcès nuls ? A-t-on eu raison de la faire, doit-on conseiller d'y recourir dans des cas analogues ? Je n'hésite pas à repondre par l'affirmative. » (Communication sur les faux abcès des os longs et l'ostéite à forme névralgique qui l'accompagne ou les simule. (Bulletin de l'académie de médecine, séance du 5 octobre 1875.) Quand il s'agira de discuter la question d'opportunité de la trépanation nous reviendrons là-dessus, et nous verrons sur quels motifs s'appuye M. Gosselin pour soutenir cette thèse.

Non content d'avoir signalé devant une assemblée de médecins les avantages qu'on peut retirer de cette opération dans la pratique de la chirurgie, mais considérant la trépanation comme une véritable découverte scientifique dans les cas d'oséite névralgique, l'illustre professeur communiquait à l'Academie des sciences le résultat de ses recherches et de son expérience sur cette question.(Comptes rendu de l'Académie des sciences, 18 octobre 1875.)

La trépanation est donc entrée maintenant dans une voie nouvelle, où elle est appelée à rendre de grands services aux malades, et nous espérons que les faits inédits publiés dans ce travail viendront lui donner une nouvelle impulsion.

OBSERVATION I. — Ostéomyélite à forme névralgique de la diaphyse humérale. Privation de sommeil pendant quatorze mois. Trépanation. Pas d'abcès. Guérison.

M. Amédée H..., de Saint-Paul-en-Jarret (Loire), se présenta à la consultation de M. Ollier en mai 1869, accusant de vives douleurs dans le bras gauche; rien d'apparent alors à l'extérieur. De 1858 à 1862, ce malade avait couché dans un endroit humide, il chassait et se reposait parfois avec ses vêtements mouillés; il contracta ainsi des douleurs qui affectèrent les deux jambes, et particulièrement les articulations des genoux et du cou-de-pied.

C'est en 1867 qu'il commença à souffrir dans le bras gauche, et cet état se prolongea et continua de s'aggraver jusqu'en 1869. Mais dès 1867 le malade avait contracté la syphilis, chancre induré suivi de plaques muqueuses au bout de six mois. Le traitement de cette affection avait été un peu négligé au début, mais il fut repris au commencement de 1869.

Quand le malade se présenta à M. Ollier, en mai 1869, il ne dormait plus depuis dix mois; il se plaignait de douleurs violentes dans le bras gauche, qui étaient presque continues, à exacerbations nocturnes, et qui allaient en augmentant. Il n'y avait aucun signe extérieur, pas de gonflement ou de rougeur, pas de traces d'abcès; l'os était légèrement tuméfié au niveau du tiers moyen de l'humérus, la pression toutefois n'était pas douloureuse. M. Ollier institua un traitement mixte; ces moyens ne donnèrent aucun résultat, il en fut de même des sangsues, vésicatoires morphinés.

On pouvait hésiter à cette époque entre une affection organique au début, et une ostéomyélite. Pourtant il n'y avait ni battements ni souffle, ni diminution de consistance; la tuméfaction de l'os augmenta à peine pendant les trois mois qui furent employés au traitement anti-phlogistique et spécifique. Malgré tout, les douleurs étaient intolérables, et la robuste constitution du malade, qui avait résisté jusqu'à ce jour, commençait à s'ébranler; aussi se décida-t-il à l'opération de la trépanation que M. Ollier lui proposait depuis longtemps. La veille, le malade avait été examiné par MM. Pétrequin et Ollier, et l'opération fut décidée.

Incision cruciale au-dessous de l'empreinte deltoïdienne; l'os est mis à nu, les lambeaux de périoste relevés, ce dernier est à peine épaissi, l'humérus un peu plus vascularisé qu'à l'état normal. Le trépan arrive dans le canal médullaire, mais on trouve la moelle transformée en un tissu spongieux, le canal médullaire n'existait plus, la moelle était rouge, vascularisée; pas de pus ni de séquestre. M. Ollier avait choisi ce lieu d'élection, parce que c'était là qu'était le maximum des douleurs; la trépanation se trouvait ainsi un peu au-dessus du nerf radial; sans cette circonstance, M. Ollier aurait fait son incision à 0,015 plus bas. La couronne de trépan enlevée, M. Ollier creusa avec la gouge, sans faire toutefois de désordres, de manière à continuer le trajet du trépan jusqu'à la paroi compacte opposée. La trépanation donna un peu de sang immédiatement, mais cette petite hémorrhagie s'arrêta d'elle-même.

Immobilisation dans une gouttière. Le soir même le malade souffrait un peu, mais il disait spontanément ce n'est plus la même douleur. Il dormit la nuit. Dès le lendemain, 25 juin, les douleurs avaient très-notablement diminué, et dans la nuit, sans opium, il dormit dix heures, ce qui lui apporta un grand soulagement, car depuis quatorze mois il ne goûtait plus le sommeil.

Le 2 juillet il survint un peu d'empâtement à la région antéro-interne du bras, légère douleur à la pression, un peu de rougeur; les douleurs reparurent, mais sans avoir l'intensité du début, les symptômes disparurent peu à peu sous l'influence des cataplasmes et du repos.

Le 15 juillet, le malade quitte Lyon pour retourner chez lui: on l'engage à mettre une mèche pour empêcher la fermeture trop rapide de la plaie.

Perret   4

13 octobre. Le malade revient près de M. Ollier, et comme la plaie tendait à se fermer, et que des douleurs sourdes commençaient à reparaître à mesure que la cicatrisation avançait, on conseilla de placer une tige de laminaria ; malgré ce pansement, fait plus ou moins exactement, les douleurs ne disparurent pas complètement, elles reparurent même à la fin d'octobre, au moment où la plaie osseuse était à peu près comblée.

Les douleurs tendant à reprendre le même caractère que précédemment, et s'irradiant dans l'extrémité inférieure de l'humérus, M. Ollier se décida à faire une nouvelle trépanation qui fut exécutée le 17 novembre.

Cette deuxième opération fut faite sur le bord externe de l'humérus, à 0,05 au-dessous de la première, de manière que le nerf radial se trouva compris entre les deux ouvertures. On aperçut le nerf radial ; il fut complètement épargné. La trépanation fut faite comme la première, avec une couronne de 0,015 de diamètre ; on pénétra dans le canal médullaire qu'on trouva plein d'une moelle rouge vascularisée, transformée en un tissu spongieux, à lamelles friables. M. Ollier, attribuant en partie la réapparition des douleurs à la fermeture du premier trajet par la cicatrice, le rouvrit et enleva le tissu ostéo-fibreux qui le comblait et l'agrandit avec la gouge. L'humérus se trouvait ainsi largement perforé ; il constata encore l'absence de pus et de séquestre, la moelle était plus épaisse comme sclérosée, et les lamelles moins friables que la première fois. La substance compacte périphérique était épaisse de 0,06, mais pas plus compacte qu'à l'état normal.

Comme après la première opération, les douleurs changèrent de caractère, l'opéré ressentit dans tout le bras des douleurs pénibles, mais sans le caractère exacerbant qu'elles avaient auparavant, sensation de chaleur due sans doute au traumatisme éprouvé par l'os. Malgré cela, la première nuit fut sans sommeil. Le lendemain, 18 novembre, le malade reposa plusieurs heures dans la matinée.

A partir de cette époque, le mieux alla s'accroissant. Les douleurs exacerbantes si pénibles que le malade avait éprouvées n'ont pas reparu, et dès le quatrième jour il ne souffrait plus du tout. On maintint l'ouverture béante par des mèches, et plus tard par des tiges de laminaria. Le malade partit le 3 décembre ; on lui ordonna de tenir ses plaies ouvertes.

Il est venu depuis lors voir M. Ollier plusieurs fois. Les douleurs n'avaient point reparu, à part de temps à autre à la suite du froid ; dans tous les cas elles n'étaient plus comparables à celles qu'il éprouvait autrefois ; il sortait, vaquait à ses affaires.

Jusqu'au 15 juillet, maintien des ouvertures béantes par des tiges de laminaria ; comme il ne souffrait plus, on laissa fermer l'ouverture supérieure, et quatre jours après l'occlusion était complète. Cette cicatrisation n'amena aucune douleur ; cependant, quelques mois après, le malade ressentit des lancées, mais comme elles étaient passagères, on ne crut pas faire une nouvelle incision. Depuis cette époque, il a été vu plusieurs fois par M. Ollier; la guérison ne s'est point démentie.

Chose remarquable: bien que cette trépanation ait fait disparaître les douleurs, l'ostéite a continué à faire produire des phénomènes hypertrophiques, car le volume de l'os était doublé, et cette hypertrophie s'étendait jusqu'à l'articulation du coude, ou plutôt jusqu'à l'extrémité inférieure de la diaphyse. Comme en même temps il y avait aussi de l'épaississement du périoste, il en résulta une difficulté dans les mouvements.

Aujourd'hui l'opération date de six ans, et le succès s'est constamment maintenu. L'humérus est resté plus épais, et de temps à autre, à la suite du froid humide, le malade éprouve quelques douleurs. L'ouverture inférieure n'est fermée qu'incomplètement; il reste un trajet fistuleux d'où sort parfois un peu de sérosité sanguinolente.

Obs. II. — Ostéomyélite de la diaphyse du péroné. Privation de sommeil depuis vingt-deux mois. Trépanation de l'os. Perforation de part en part. Drainage. Guérison.

Pierre Gonnet, 34 ans, cordonnier. Père mort à 35 ans d'une fluxion de poitrine; sa mère jouit d'une bonne santé, ainsi que ses frères et sœurs. Il n'accuse aucun antécédent vénérien, dont on ne rencontre d'ailleurs aucune trace. Pendant son enfance, croûtes dans les cheveux engorgement ganglionnaire. Marié il y a onze ans, il a eu cinq enfants dont un seul est vivant, et présente aussi des signes de scrofule.

A l'âge de 14 ans il se piqua la jambe gauche au niveau de la malléole externe, et eut à la suite un abcès qui s'ouvrit spontanément. Au bout de huit jours tous ces phénomènes disparurent.

Deux ans après, sans cause appréciable, nouvel abcès au même point; son début fut assez prompt, les douleurs intenses et le gonflement très-prononcé. Ce gonflement s'étendit peu à peu jusqu'au genou, et la collection purulente s'ouvrit encore d'elle-même, donnant issue à un pus jaunâtre très-abondant. La suppuration dura un certain nombre de jours, et la plaie ne se cicatrisa qu'après l'expulsion de trois séquestres de la grosseur d'une dent. L'ouverture se ferma peu à peu, mais le péroné resta plus volumineux que celui du côté opposé.

Dix-sept ans plus tard, en 1871, il commença à éprouver sans cause connue de nouvelles douleurs dans la même jambe au niveau du tiers moyen du péroné, et pendant vingt-deux mois ces douleurs étaient si ntenses qu'elles privaient le malade de tout sommeil.

Il entra dans le service de M. Ollier, le 14 avril 1873. On constata à l'examen un épaississement notable de la partie moyenne du péroné, qui a 0,01 de plus en largeur que celui du côté opposé sur sa face externe, et vers le milieu existe une ouverture fistuleuse en tourée d'ostéophytes, et donnant issue à un écoulement séro-purulent. Les souffrances sont toujours très-vives; elles sont exacerbantes, nocturnes, et font réclamer énergiquement par le malade une opération.

16 avril. M. Ollier procède à l'exploration du trajet fistuleux; le stylet introduit pénètre dans une espèce de poche où il paraît se mouvoir librement. Dans le voisinage de la fistule existe une saillie qui cesse brusquement, et qui ferait croire à une ancienne fracture; mais le malade affirme n'en avoir jamais eu; cette saillie est due sans doute à des productions osseuses nouvelles.

11 mai. Devant la persistance des douleurs, l'insomnie et l'insistance du malade, M. Ollier n'hésita pas à intervenir.

Incision de 0,10 sur le bord antérieur du péroné dans toute l'épaisseur des tissus infiltrés, on décolle le périoste tuméfié, et on applique une couronne de trépan; sur le bord postérieur nouvelle incision parallèle à la précédente, et nouvelle application du trépan. Cette double ouverture, qui est faite un peu en dehors de la cavité précitée, met à jour un tissu spongieux vascularisé, rempli par une moelle rouge, mais pas de pus ni de séquestre; les couches les plus extérieures sont dures, épaisses. Puis les deux cavités creusées sont réunies à l'aide du perforateur et de la gouge, de façon à constituer un tunnel osseux dont on fait sauter la paroi antérieure. On a ainsi un véritable tunnel musculo-osseux dont la paroi postérieure est constituée par l'os et l'antérieure par les muscles péroniers; on fait une large contre-ouverture vers la région postérieure de la jambe, à cause d'un décollement qui s'était étendu jusque-là. Drain en caoutchouc.

Cessation immédiate et définitive des douleurs; retour du sommeil. Les suites ont été fort simples, on fait des pansements quotidiens, injections fréquentes. Le malade part pour Longchêne le 2 juin.

Depuis cette époque il revient de temps à autre dans le service pour montrer l'état de sa jambe qui s'améliore de jour en jour; malgré cela ce ne fut qu'à la fin de décembre que M. Ollier enleva définitivement le drain qu'il lui avait laissé jusqu'alors. Quelque temps après, le canal de la trépanation est recouvert d'épiderme et a un aspect cutané. Le malade ne souffre plus depuis plusieurs mois; il a pu reprendre ses occupations, et marcher assez bien à l'aide d'une canne.

Il a été revu cette année (novembre 1875), et la guérison ne s'est point démentie; le péroné, malgré cela, est resté toujours le siége d'une hypertrophie très-prononcée.

Obs. III. — Ostéomyélite à forme névralgique du premier métacarpien. Perforation de l'os et drainage, disparition momentanée des douleurs. Retour des douleurs après une fracture de l'os perforé. Ablation sous-périostée. Guérison.

Marie Poucet, âgée de 19 ans, teint pâle, tempérament lymphatique, entrée le 20 février 1873, dans le service de M. Ollier, salle Sainte-Marguerite.

Il y a neuf ans, à la suite d'une chute sur la paume de la main gauche, la malade a eu une tuméfaction douloureuse au niveau du premier métacarpien, puis il s'est fait une ouverture qui a donné issue à de la sérosité plus ou moins colorée et qui est restée fistuleuse depuis lors.

On constate, en effet, sur la partie moyenne de la diaphyse du métacarpien, un orifice situé sur la face dorsale et conduisant dans une cavité voisine de l'extrémité inférieure.

Le 1er mars, on évide la cavité avec la rugine ; les suites de cette opération sont très-simples et non douloureuses. Pendant quelque temps, on essaie de modifier cette cavité avec des caustiques ; mais, malgré cela, la fistule persiste, et bientôt se montrent des douleurs qui augmentent peu à peu et prennent un caractère d'intensité très-marqué, surtout pendant la nuit.

9 mars. La malade se plaint toujours de douleurs nocturnes intenses qui la font souffrir cruellement et la privent de tout sommeil ; ces douleurs, loin de se calmer sous l'influence d'un traitement approprié, parurent augmenter chaque jour.

Le 21. Anesthésie. Incision au niveau du trajet fistuleux et rugination de la cavité osseuse, qui est remplie de fongosités sans pus ni séquestre. On applique ensuite sur le côté interne de la diaphyse, dans le point qui, d'après la malade, et à la percussion, du reste, était le plus douloureux, une couronne de trépan. On passe ensuite un drain ; la rondelle présentait à la périphérie un tissu compacte ; le canal médullaire était en partie oblitéré. Pendant les quinze jours qui suivirent l'opération, la malade est complètement soulagée ; elle souffre encore un peu de la plaie, mais, d'après ce qu'elle dit, les douleurs nocturnes qu'elle éprouvait auparavant, et qui s'étendaient dans toute la longueur de l'os, ont totalement disparu.

5 avril. Quelques douleurs intra-osseuses se montrent de nouveau pendant la nuit. Le 15 avril, elles avaient le même caractère et la même intensité qu'avant l'opération.

Le 20. M. Ollier se décida à l'ablation du métacarpien. Il en retranche toute la diaphyse, en laissant les deux extrémités. L'os se reproduisit peu à peu, et la malade put recouvrer l'usage de son doigt.

Nous devons signaler qu'en procédant à cette dernière opération, on remarqua que le métacarpien était fracturé. Cette fracture s'explique très-bien, et par la trépanation, qui n'avait laissé de chaque côté de l'os qu'une petite lamelle osseuse qui se brisa plus tard d'elle-même, et par la décalcification et la médullisation du tissu mis à nu, comme cela s'observe souvent dans les plaies osseuses. Notons que la malade fut soulagée pendant quinze jours, que les douleurs intolérables à exacerbations nocturnes qu'elle avait éprouvées pendant longtemps, avaient cédé comme par enchantement à la trépanation.

Obs. IV. — Ostéomyélite douloureuse du tiers supérieur du tibia. Douleurs intolérables depuis trois mois. Trépanation, pas d'abcès, guérison, continuation des phénomènes hypertrophiques dans l'os. Dix ans après, mort à la suite d'une périostite phlegmoneuse du même os.

Marie Randy, née à la Balme (Isère), tailleuse, 22 ans, entrée le 27 janvier 1863, salle Saint-Paul.

Tient du côté de l'hérédité quelques signes de scrofule, croûtes, engorgement ganglionnaire; habitation malsaine, humide.

Il y a sept ans, ouverture d'un abcès, qui est resté fistuleux pendant longtemps, vers le tiers supérieur du tibia. Deux ans après la guérison complète des trajets fistuleux, nouveaux signes d'inflammation, dans le même endroit, qui nécessitent un traitement de plusieurs mois à l'Hôtel-Dieu de Lyon; nouvelle amélioration.

Cette année, sans cause connue, les douleurs se montrent encore, il y a trois mois, mais plus intenses que les premières fois; elles sont lancinantes, exagérées par la pression, la marche, et présentent des exacerbations nocturnes très-marquées. Les souffrances que la malade éprouvait au début étaient bien moins vives; elles disparaissaient même parfois complètement pendant quelques jours, pour se montrer de nouveau, sans qu'elle pût en attribuer le retour à aucune influence extérieure.

Depuis trois semaines environ, elles sont devenues presque continues et ne laissent à la malade ni trève ni repos; en présence des anciennes ostéites, M. Ollier diagnostique un abcès de l'os.

1er février. Anesthésie, incision cruciale, décollement du périoste, qui est légèrement épaissi; deux couronnes de trépan sont appliquées successivement vers le tiers supérieur du tibia.

La première couronne présente une moelle sclérosée jaunâtre, mais, en un point, il y avait une petite cavité de la grosseur d'un haricot.

Une deuxième trépanation, faite à 3 cent. au-dessus de la précédente, dans la portion juxta-épiphysaire, met à nu un tissu spongieux, à vacuoles larges pleines d'une moelle rouge; le tissu compacte est aussi enflammé, épaissi. Cicatrisation des plaies au bout de deux mois; disparition des douleurs. Pendant dix ans, rien de particulier. Quelques sensations douloureuses dans les grandes fatigues. Mariée ensuite en 1873, à la suite d'une couche, elle est prise d'une ostéopériostite phlegmoneuse qui la fait succomber. A l'autopsie, la totalité de la moelle du tibia est infiltrée de pus ; il n'y avait plus de canal médullaire régulier ; un tissu aréolaire le remplaçait.

Obs. V. — Ostéomyélite de l'extrémité inférieure du fémur, trépanation. Perforation de l'os, drainage. Cessation des douleurs, propagation de l'inflammation à l'articulation du genou. Amputation. Mort.

Labb, 37 ans, entré dans le service de M. Ollier le 17 septembre 1873. Ce malade est pâle et affaibli, mais ne présente toutefois ni albuminurie ni tuberculose.

La lésion a débuté, il y a vingt-sept mois, dans le fémur ; l'extrémité inférieure de cet os s'est tuméfiée ; la peau était rouge et infiltrée, les douleurs intenses ; il y avait de la fièvre et du délire. Vers le quatrième mois, on ouvrit une collection de pus sur le côté externe. Depuis, le malade a gardé constamment le lit, et plusieurs abcès se sont formés successivement dans le voisinage de l'épiphyse.

L'état actuel est le suivant : le fémur droit est tuméfié dans son quart inférieur ; sa longueur est la même que celle du côté opposé. En dedans et en dehors, existent des fistules qui n'ont jamais, du reste, donné issue à des séquestres. Douleur vive à la pression, douleurs spontanées intenses et à caractère nocturne. L'articulation du genou a été intacte jusqu'alors.

Le 20. On ouvre un abcès, à quelques centimètres au-dessus de la rotule.

27 octobre. Le malade souffre constamment soit dans le fémur, soit dans les régions crurale et inguinale ; il réclame à tout prix un soulagement. Les douleurs résistant à toute la série de moyens employés pour les combattre, M. Ollier se décide à intervenir chirurgicalement.

Chloroformisation. On fait une incision sur la face antérieure du fémur, près de son extrémité inférieure, et on applique une large couronne de trépan. On retire un cylindre osseux atteint d'ostéite raréfiante, et doublé sur sa face profonde d'une couche granuleuse. La moelle du canal central est grasse, sans pus ni séquestre. Avec le perforateur, une contre-ouverture est faite au côté externe du fémur, et on y place un drain.

La fièvre traumatique est intense ; la température se maintient à 40° les deux, trois, quatre jours qui suivent l'opération. Il s'établit une suppuration abondante et grasse ; point de battement médullaire. Le malade souffre beaucoup de la plaie pendant les deux premiers jours ; mais déjà les douleurs térébrantes, à caractère nocturne, qu'il accusait auparavant, et qui le privaient de sommeil, se sont évanouies entièrement. Toute souffrance disparaît bientôt, et le malade se félicite de l'amélioration survenue dans son état. Cette situation se prolonge dix à douze jours environ, c'est-à-dire jusqu'au 15 novembre. Le 24 novembre, on ouvre une fusée purulente extra-périostique à 8 cent. au-dessus du point trépané. Le 1er décembre, l'articulation du genou devient très-douloureuse; il s'y forme un abcès aigu.

Le 8. L'amputation de la cuisse est jugée nécessaire et pratiquée au quart inférieur.

Quelques jours après, des symptômes de pyohémie se déclarent, et la mort arrive le 25 décembre.

L'autopsie révéla les lésions ordinaires de l'infection purulente. Le foie et les reins présentaient, en outre, des taches graisseuses, sans lésion amyloïde.

Quant au fémur, examiné après l'amputation, il offrait les particularités suivantes. La moitié inférieure du cylindre diaphysaire était vascularisée et creusée de petites lacunes comme dans l'ostéite raréfiante simple. Point d'ostéophytes. Tout autour du canal de la trépanation, on trouve un tissu gris mou, qui se prolonge le long du canal médullaire jusqu'à la naissance des condyles; en ce point, il est creusé d'une très-petite cavité contenant du pus jaune et lié. Ce tissu gris offre, au microscope, la structure du tissu embryonnaire. Le reste de la moelle est gris, avec taches hémorrhagiques. L'articulation du genou est à l'état d'arthrite suppurée; la propagation de l'inflammation semble s'être faite par le périoste, et non par la moelle osseuse. Faisons remarquer, en passant, que, dans la trépanation, le canal central médullaire du fémur n'est pas ouvert, à proprement parler; car la moelle est toujours en partie ossifiée à la périphérie dans ces ostéites.

Obs. VI. — Ostéomyélite de l'extrémité inférieure du tibia développée sur un os déjà atteint autrefois d'ostéite. Douleurs intenses. Trépanation. Guérison.

Henri Perrat, cocher, 26 ans, entré, le 8 novembre 1874, dans le service de M. Ollier, salle Saint-Sacerdos.

Il y a neuf ans, à l'âge de dix-sept ans, ce malade fit sur la glace une chute, à la suite de laquelle il éprouva de la douleur au niveau du cou-de-pied du côté droit, douleur qui amena une gêne marquée dans les mouvements et une impossibilité de marcher. Il consulta alors un rebouteur, qui considéra son affection comme une entorse; après avoir fait du massage, il plaça le membre dans un bandage roulé; ce bandage, trop serré, provoqua des symptômes de compression; agitation très-marquée pendant la nuit, fourmillements dans le pied, engourdissement, qui engagèrent le malade à enlever l'appareil.

Il resta ainsi près de trois mois sans consulter un médecin; au bout de ce temps, il entra à l'hôpital de Trévoux. A ce moment, on constata de la tuméfaction, de la chaleur et de la rougeur vers l'extrémité inférieure du tibia, au niveau de la face antérieure, et des signes de suppuration se manifestèrent. L'abcès fut ouvert au bistouri, et, un mois après, il quittait l'hôpital, très-amélioré.

Il y avait à peine quinze jours qu'il était resté chez lui, que de nouvelles douleurs se montrèrent, toujours au même niveau, douleurs suivies des mêmes symptômes que précédemment. Il se décida à entrer à l'Hôtel-Dieu de Lyon, dans le service de M. Ollier, où on découvrit un nouvel abcès, vers la partie inférieure et interne de l'os. L'incision donna issue à une certaine quantité de pus, et le malade put sortir au bout de deux mois, la plaie était complètement cicatrisée.

De retour chez lui, la plaie se rouvrit de nouveau ; quelques jours après, nouvelle suppuration et issue de trois petits séquestres, puis cicatrisation, et, pendant huit mois, le malade put se livrer à ses occupations.

Il y a un an, sans cause connue, les douleurs reparaissent, avec un caractère d'acuité très-prononcée, dans le point primitivement atteint ; elles sont continues à certains moments ; d'autres fois, au contraire, présentent des rémissions qui permettent au malade de reprendre son service ; exacerbations nocturnes surtout. Bientôt la marche devient impossible ; nouvelle entrée du malade le 8 novembre 1874, salle Saint-Sacerdos. Les mouvements de l'articulation tibio-tarsienne sont intacts. Douleurs exacerbantes à l'extrémité inféro-interne du tibia, se faisant sentir principalement la nuit, et résistant au traitement antiphlogistique. Pas de rougeur de la plaie, mais une légère tuméfaction du tissu cellulaire sous-cutané, empâtement, pas de traces de suppuration. Le tibia est un peu tuméfié ; la mensuration démontre un raccourcissement de cet os. Il en résulte que le péroné, qui a continué à grandir, est luxé sur le précédent, vers son extrémité inférieure, par suite d'un allongement de 2 centimètres. Notons, en passant, que, sous l'influence des douleurs et de la privation de sommeil, le malade avait maigri notablement. On l'avait envoyé à l'Hôtel-Dieu, comme un cas d'amputation, auquel il était parfaitement décidé, plutôt que de continuer à souffrir comme il l'avait fait jusqu'alors.

Le 11. Anesthésie. M. Ollier fait une incision cruciale dans le point tuméfié ; décollement du périoste, qui est rejeté sur les bords, et sous lequel on trouve l'os enflammé. Application d'une couronne de trépan, qui pénètre dans une couche de 0,018 d'épaisseur, de consistance moyenne, et traverse un tissu osseux raréfié, constitué par une masse médullaire fongueuse, cloisonnée par quelques trabécules osseuses ; la moelle est rouge, vascularisée ; pas de pus ni de séquestre. La surface de la rondelle présente un tissu d'os compacte, dépoli, rugueux, vasculaire.

Les douleurs cessent le jour même de l'opération, et le malade peut de nouveau goûter le sommeil, ce qui ne lui était pas arrivé depuis un mois.

Le 28. La cicatrisation marche rapidement ; plus de souffrances. Il quitte l'hôpital radicalement guéri, en conservant une plaie de petite dimension. L'articulation est indemne, la marche facile.

Le malade a passé un an sans souffrir; il est revenu voir M. Ollier. Après avoir marché à la pluie dans un terrain humide, il fut repris de douleurs dans la même région; les sangsues, des frictions mercurielles triomphèrent facilement de ces symptômes.

Obs. VII. — Ostéomyélite douloureuse de l'extrémité supérieure du tibia. — Trépanation. — Pas de pus. — Guérison.

Edmond Jannériat, demeurant à Villeneuve-de-Mare (Isère), journalier, âgé de 35 ans, entré le 12 août 1871 dans le service de M. Ollier.

Pas d'antécédents héréditaires. Chez cet homme, son histoire montre une prédisposition marquée aux affections osseuses. A 14 ans, douleurs violentes dans le tibia gauche, présentant des exacerbations nocturnes qui durèrent 5 mois. Au bout de ce temps elles disparurent spontanément.

Peu de temps après, tuméfaction douloureuse du coude, qui deux mois après, c'est-à-dire en mai 1850, se termina par suppuration; elle dura environ 6 mois, et laissa à la suite une roideur très-marquée de l'articulation voisine.

En janvier 1855, il entra à l'Hôtel-Dieu de Lyon, dans le service de M. Desgranges, pour une coxalgie; quatre mois plus tard, il quittait l'hôpital notablement amélioré, ayant recouvré en partie les mouvements de la hanche.

A 21 ans, s'étant exposé au froid humide, il vit survenir à la jambe droite plusieurs abcès qui furent ouverts, restèrent quelque temps fistuleux, et finirent par se cicatriser.

Pendant plusieurs années, la santé du malade fut passable, mais en juillet 1871, après avoir subi la pluie toute une journée, il ressentit des douleurs au niveau de l'épaule gauche, suivies de gonflement. Nouvelle entrée à l'Hôtel-Dieu au mois d'août 1871. A ce moment, on constate au niveau du scapulum une collection purulente assez vaste, qui est ouverte au bistouri. Il s'en écoula une grande quantité de pus; aujourd'hui, la plaie est encore fistuleuse, et un stylet introduit arrive jusque sur le scapulum dénudé.

Un mois après, au moment où il commençait à se lever, le malade est pris de nouveau de douleurs violentes dans la jambe droite. Elles ont un caractère exacerbant, s'irradiant jusque dans l'articulation du genou, et présentent à certains moments des rémissions très-nettes. Bientôt apparaît manifestement une tuméfaction sur la face antérieure du tibia, au niveau de la réunion du tiers supérieur avec les deux tiers inférieurs.

10 septembre. — Les souffrances sont toujours très-violentes, plus intenses; même elles s'irradient dans toute la longueur du tibia; la région où elles siégent est chaude, légèrement tuméfiée, inexactement.

Le traitement antiphlogistique ne donne aucun résultat, et les douleurs nocturnes conservent toujours le même caractère d'intensité.

11 septembre. — Après anesthésie, M. Ollier, en présence de M. Vanzetti, de Padoue, fait une incision cruciale au point le plus saillant, c'est-à-dire sur la crête du tibia, à 0,08 au-dessous de la tubérosité antérieure de cet os. Le tissu osseux, enlevé par le trépan, est épaissi, éburné ; on est même obligé de laisser le perforateur pour guider le trépan dans son mouvement de rotation ; la rondelle, enlevée à environ 0,018 d'épaisseur ; elle est dure, le canal médullaire est en partie oblitéré ; la moelle qui reste est rouge, vascularisée.

3 heures du soir. — Le malade souffre moins que les jours précédents ; il n'accuse plus qu'une légère douleur locale, mais il n'éprouve plus les douleurs exacerbantes qui s'irradiaient dans toute la jambe.

12 septembre. — Même état, pas de douleur à la pression ni à l'ébranlement communiqué au-dessus et au-dessous du point trépané.

Du 12 au 20 septembre, la température, prise régulièrement, varie entre 37 et 38°, sans jamais dépasser ce point ; le pouls entre 80 et 90.

20 septembre. — La surface de la cavité est recouverte en partie de granulations ; on distingue au fond de la plaie des battements médullaires.

29 octobre. — Etat général satisfaisant, plus de douleurs, ni spontanées, ni à la pression ; appétit, sommeil facile.

25 novembre. — Sortie ; la cicatrisation est à peu près achevée ; le malade est suivi encore pendant tout le mois de décembre , la guérison ne s'est point démentie.

Jeannériat a été revu un an après par M. le docteur Poncet ; il n'a éprouvé aucune modification dans sa santé depuis son départ de l'Hôtel-Dieu.

Obs. VIII. — Ostéomyélite douloureuse de la partie moyenne du tibia. — Trépanation. — Pas d'abcès. — Persistance des douleurs. — Cautérisation au fer rouge. — Guérison.

Joseph Laverlachère, âgé de 26 ans, cultivateur, entré dans le service de M. Ollier, suppléé par M. Mollière, le 29 juillet 1873.

Il y a seize ans, sans cause appréciable, ce malade commença à éprouver des douleurs dans la jambe droite, vers la partie moyenne du tibia ; tuméfaction, rougeur très-marquée. Entré à la Charité, cette tuméfaction fut incisée, et il s'en écoula une notable quantité de pus. La plaie resta fistuleuse, et pendant les six mois qu'il passa à la Charité, plusieurs abcès se formèrent ; écoulement purulent, au milieu duquel il a remarqué à diverses reprises la présence de petits séquestres ; peu à peu les trajets, grâce à cette élimination, se cicatrisèrent, et ce malade put sortir guéri.

De retour chez lui, il continua à se livrer aux travaux de la campagne, et depuis cette époque, il ne signale qu'un léger gonflement à la partie moyenne du tibia, gonflement qui est dû à une augmentation de volume de l'os, ce qui persiste encore actuellement.

Il y a trois semaines, sans cause connue, sans avoir reçu de coup, sans fatigue plus marquée que d'habitude, il ressentit tout à coup des douleurs dans la partie du tibia, primitivement affectée ; ces douleurs étaient vives, exacerbantes, plus marquées quand il se mettait au lit, et redoublant durant la nuit, au point de l'empêcher de dormir. Malgré cela, pendant les quinze premiers jours, il supporta son mal en patience, se borna à quelques applications émollientes. Les douleurs, augmentant de plus en plus, et prenant un caractère continu, il se décida à entrer à l'Hôtel-Dieu.

A son entrée, nous trouvons le tibia droit augmenté de volume à sa partie moyenne, dans le point qui avait été le siège de l'abcès ; là aussi on trouve le maximum des douleurs. On ne constate pas de rougeur, mais de la chaleur, et un peu d'empâtement des tissus mous. La pression augmentait les souffrances.

Les douleurs résistant au repos et au traitement antiphlogistique, M. Mollière se décida à intervenir.

16 août. — Incision cruciale de la peau ; application du trépan et ablation d'une rondelle d'un tissu dur, compacte, mais rempli dans certains points d'une moelle rouge, vasculaire. Malgré cela, les souffrances n'en continuèrent pas moins, et M. Mollière résolut d'agir de nouveau.

18 août. — Anesthésie nouvelle et cautérisation au fer rouge du canal creusé par le trépan.

Le lendemain, les douleurs ont totalement disparu ; les suites de l'opération furent des plus simples ; au bout d'un mois, la plaie avait diminué beaucoup, et la guérison ne s'était pas démentie.

Le malade partit à ce moment 17 septembre, pour Lonchène, en convalescence, et plus tard chez lui, radicalement guéri.

Obs. IX. — Ostéomyélite à forme névralgique du tibia. Douleurs violentes. Guérison par un traitement thermal.

Madame V... de V..., âgée de 48 ans, rhumatisante, éprouva, à la suite d'un coup insignifiant en mai 1864, des douleurs dans le tibia ; ces douleurs furent calmées par une application de sangsues et le repos.

Six mois plus tard, le 6 décembre, après avoir marché pendant longtemps pour faire des visites et s'être mouillée les pieds par un temps pluvieux, elle fut prise dans la nuit suivante de douleurs vives dans le tibia et les articulations du pied droit. M. Ollier la vit le lendemain et constata un peu de tuméfaction des articulations médio et tibio-tarsiennes, au niveau du tibia ; rien d'anormal ; pas de tuméfaction appréciable.

Cette affection fut traitée comme une ostéo-arthrite de nature rhumatismale par l'immobilité, des vésicatoires successifs le long du tibia et autour du cou-de-pied. Au bout de cinq semaines, les articulations étaient dégagées, mais le tibia toujours douloureux. Les vésicatoires, les opiacés, l'iodure de potassium furent inutiles, les douleurs persistèrent toujours irrégulières, venant surtout la nuit, sans empêcher cependant la totalité du sommeil, et augmentant quand la malade essayait de marcher.

A l'exploration, le tibia ne présentait rien de plus particulier qu'au début; pas de changement de coloration de la peau, pas de tuméfaction sensible de l'os. A 0,08 au-dessous de la tubérosité antérieure du tibia il y avait un point correspondant au maximum des douleurs, et où la malade disait sentir son os se carier. On trouvait là un peu plus de chaleur que dans le reste du membre.

Madame V... passa plusieurs mois avec des alternatives de calme et de souffrances, mais sans amélioration notable; les vésicatoires, des pointes de feu même furent employés sans succès. M. Ollier lui proposa une incision du périoste, et au besoin une trépanation, mais sans insister beaucoup pourtant, car il savait qu'elle avait eu dix-huit ans auparavant une névralgie du sein pour laquelle on voulait lui faire l'ablation de cet organe, quand la douleur disparut tout à coup.

Sur ces entrefaites, elle fit un voyage à Paris, pendant lequel elle prit l'avis de MM. Nélaton, Velpeau, Laugier, qui conseillèrent l'immobilisation dans du coton d'abord, et la trépanation si les symptômes s'aggravaient.

La malade ne voulant pas entendre parler d'opération, alla faire une cure à Néris sans y trouver de soulagement; elle souffrait toujours. L'année suivante, madame V... se rendit aux Eaux chaudes, et fut tout d'un coup presque complètement guérie pendant le cours de la saison balnéaire.

Peu de temps après elle fut prise d'accidents du côté du cœur, déjà longtemps auparavant elle avait eu une endocardite. Les douleurs osseuses ne reparurent pas, mais l'affection cardiaque fit de rapides progrès, et la malade succomba trois ans après, sans avoir éprouvé de nouvelles souffrances dans le tibia.

Oʙs. X. — Fracture du tibia. Consolidation. Douleurs persistantes dans le col. Trépanation. Disparition des douleurs. Pyohémie deux mois après l'opération.

Antoinette Dupoizat, née à Charnay (Rhône), domestique, âgée de 18 ans, entrée le 4 août 1874 dans le service de M. Ollier.

Bonne santé antérieure. Il y a six mois, cette malade eut les deux os de la jambe droite fracturés à la réunion du quart inférieur avec les trois quarts supérieurs, à la suite d'une chute faite du haut d'un mur.

Un appareil fut appliqué après la réduction, et remplacé par un bandage amidonné. Au bout de trente-cinq jours, il fut permis à la malade de marcher le bandage ayant été enlevé ; à ce moment, la jambe était parfaitement droite, mais elle s'incurva peu à peu sous l'influence de la marche, qui était d'ailleurs très-douloureuse ; il s'ensuivit une tuméfaction notable sans changement de coloration à la peau toutefois.

Dès cette époque, la malade remarqua qu'au repos elle ne souffrait pas, mais que pendant la nuit les douleurs se montraient vives, empêchant parfois le sommeil.

A son entrée, nous trouvons dans le point du tibia, qui a été le siége de la fracture, une saillie anguleuse en avant, la partie inférieure de la jambe fait avec la partie supérieure prolongée un angle d'environ 30° à 35°. Le pied est en outre déjeté en dedans, la plante regardant légèrement dans la même direction.

Au niveau de la saillie anguleuse on sent une tuméfaction osseuse, inégale, bosselée, douloureuse à la pression. Il y a un peu de douleur au repos, quelques sensations de chaleur, mais, dès que la malade essaie de marcher, elle le fait avec difficultés, et à peine a-t-elle appuyé le pied sur le sol, qu'elle ressent des douleurs qui l'obligent de s'arrêter.

Les douleurs se montrent aussi la nuit sous l'influence de la chaleur du lit, prennent un caractère lancinant, névralgique, s'étendant jusque dans le pied. Le traitement antiphlogistique consistant en cataplasmes, onguent napolitain belladoné, sangsues, ne produisit aucune amélioration.

Après avoir tenté ces divers moyens, et voyant leur insuffisance, M. Ollier se crut autorisé à agir. Notons que la peau ne présentait pas de changement de coloration ; on trouvait un léger empâtement, mais surtout de la chaleur.

22 septembre. Après anesthésie, application d'une couronne de trépan ; l'instrument pénètre difficilement dans un tissu osseux, épaissi, et rencontre entre les deux fragments une petite esquille détachée, placée de champ ; le tissu ancien se reconnaît à sa consistance plus grande, [mais le tissu récent était lui-même compacte éburné ; on y rencontre pourtant de petites vacuoles médullaires.

La couronne de trépan avait environ 0,014 d'épaisseur, le canal central était oblitéré, comme cela s'observe d'ailleurs dans les cas de fracture récente.

Le jour même de l'opération, la malade éprouvait un soulagement marqué ; elle souffrait encore, mais faisait remarquer qu'elle ne ressentait plus les douleurs d'autrefois.

Au commencement de novembre elle se levait ; la plaie était comblée par des granulations de bon aspect ; les douleurs pendant la marche avaient totalement disparu, aussi demanda-t-elle à sortir. Quand on lui exprima le désir de la revoir dans quelques semaines, elle se décida à rester plutôt que d'être obligée de revenir. L'amélioration continua, les douleurs ne reparurent plus.

Le 24 novembre, à l'époque de ses règles, elle fut prise tout à coup d'un frisson violent avec claquement de dents, de perte d'appétit, diarrhée, teinte subictérique de la face, dyspnée ; en un mot tous les symptômes d'une pyohémie se déroulaient à nos yeux, et emportaient la malade en huit jours.

3 décembre. L'autopsie révéla la présence d'abcès métastatique dans les poumons ; aucun dans le foie.

L'examen du tibia démontre les faits suivants : la moelle du canal médullaire est purulente; sur les côtés du trajet petites cavités médullaires sans doute agrandies depuis l'application du trépan.

Ce fait démontre l'arrivée tardive de la pyohémie sur une malade opérée depuis deux mois, et qu'on retenait seulement à cause de la grande distance de son domicile. Cette infection ne peut s'expliquer que par les effets de l'encombrement dans une salle d'hôpital.

Faisons remarquer qu'il s'est produit dans le point trépané une médullisation qui a changé complètement les propriétés du tissu osseux, et a facilité ainsi l'absorption des miasmes.

L'esquille, placée de champ entre les deux fragments, et de dimensions minimes, ne peut suffire à expliquer les phénomènes douloureux, il est évident qu'ils doivent être attribués à l'ostéite déterminée sans doute par cette esquille.

Obs. XI.— Médullome central de l'extrémité inférieure du tibia. Douleurs atroces et rebelles; incision périostique, soulagement momentané. Trépanation, drainage, disparition des douleurs. Progression de la maladie. Refus d'amputation par la malade.

Marie-Rose Lecompte, née à Ambert (Puy-de-Dôme), mercière, âgée de 24 ans, entrée dans le service de M. Ollier, salle Sainte-Marguerite, le 22 septembre 1874.

Père rhumatisant. Début des accidents remontant à quatorze mois; douleurs rhumatisantes dans les deux genoux, mais pas d'autres manifestations.

Il y a quatorze mois, sans cause connue, douleur dans l'extrémité inférieure du tibia, s'étendant à l'os tout entier.

Actuellement, gonflement du tiers inférieur du tibia ; à ce niveau, la pression est douloureuse et permet de constater une hypertrophie osseuse notable. Pas de sensibilité vers l'épiphyse, qui ne participe pas, du reste, à l'augmentation de volume de la diaphyse; point de changement de coloration de la peau.

Au mois de février dernier, douleurs beaucoup plus vives avec exacerbations nocturnes, et qui empêchent le sommeil. Depuis lors, ces dernières n'ont fait qu'augmenter, et, après avoir essayé plusieurs traitements, la malade se décida à entrer à l'Hôtel-Dieu, où son examen démontra la série des symptômes énumérés plus haut. On ne trouve pas de différence de longueur entre les deux os de la jambe. Devant la ténacité et l'intensité des douleurs, qui ne permettaient pas à la malade de reposer pendant la nuit, M. Ollier se croit autorisé à intervenir chirurgicalement.

Le 23 septembre. Large incision cruciale comprenant la peau, le tissu cellulaire et le périoste jusqu'à l'os, qui est mis à nu. Le périoste est notablement épaissi, mais la surface osseuse ne présente rien de particulier.

Le soir même, plus de douleur autre que celle de la plaie. La malade se croit définitivement guérie, et veut absolument sortir le lendemain.

Le 27. La malade revient ce jour-là. Elle accuse encore quelques douleurs du côté de la plaie; mais celles qui avaient déterminé son entrée à l'Hôtel-Dieu n'ont pas reparu.

De retour dans sa famille, la cicatrisation marcha rapidement; elle put bientôt se lever et marcher sans difficulté. Quelques jours après, les douleurs reparurent; d'ailleurs, à ce que prétendait la malade, elles semblaient vouloir se montrer à mesure que la plaie se cicatrisait. D'abord fugaces, légères pendant deux mois, elles augmentèrent au mois de janvier, et bientôt prirent le même caractère d'intensité qu'avant l'opération.

Elle revint à Lyon, vers le commencement du mois de mars. A ce moment, la plaie était complètement cicatrisée, et le tibia avait le même aspect qu'au début, c'est-à-dire léger renflement correspondant au point douloureux, dont le siége se trouvait à la réunion du tiers inférieur avec les deux tiers supérieurs du membre.

Toujours pas de changement de couleur à la peau, pas d'infiltration périphérique. Considérant le siége de la douleur comme intra-osseux, la trépanation fut décidée.

Le 18. Opération. Incision cruciale des tissus jusqu'à l'os, en suivant la première incision. A peine les lèvres de la plaie écartées, M. Ollier constate sur l'os une tache de coloration lie de vin, sur une partie très-limitée, large à peine comme la couronne du trépan. Cette coloration rappelait celle de certaines tumeurs de la mâchoire caractérisées par les grandes cellules de la moelle, myéloplaxes; en face de cet aspect, on diagnostique une lésion organique; aussi M. Ollier hésita-t-il un moment à trépaner; mais comme la lésion était encore assez limitée et qu'il fallait mettre un terme aux douleurs, le trépan fut appliqué, et pénétra sans difficulté dans un tissu spongieux conservant plus ou moins la coloration lie de vin signalée.

La couronne entrée, on évita de faire des recherches dans les parties voisines, et un bandage silicaté fut appliqué. Les douleurs ne disparurent pas complètement, mais elles s'amendèrent et n'eurent plus dès lors le caractère lancinant, névralgique. Pas d'accidents à la suite de l'opération, soulagement réel, en un mot, quelques jours après. Mais, dès ce moment, M. Ollier annonça à la famille qu'une amputation deviendrait d'un jour à l'autre nécessaire. Cette proposition fut rejetée bien loin, et la malade sortit.

La rondelle, constituée par un tissu spongieux, sans couche compacte à la surface, présentait surtout la coloration lie de vin dans le canal médullaire; la moelle n'avait pas son aspect normal; on la trouvait transformée en tissu spongieux.

Le soulagement fut momentané, cicatrisation de la plaie; les douleurs, au bout de quelque temps, reparurent au moins aussi intenses.

Retour au mois d'août. On proposa l'amputation, qui fut encore repoussée.

En présence de la nature de l'affection, il fallait agir prudemment; d'un autre côté, il n'y avait qu'une méthode rationnelle : c'était l'ablation de la partie malade. Les douleurs s'exaspéraient, et la malade. ne pouvant résister, demandait une opération. Alors, malgré les inconvénients attachés au traumatisme d'une lésion de ce genre, M. Ollier mit de nouveau l'os à nu. Cette fois, il trouva une différence très-grande dans sa structure; jusqu'alors, pas de changement de consistance. Ce jour-là, le tissu osseux avait une densité moindre; il était décalcifié, médullisé. Le néoplasme n'avait pas végété au niveau de la première couronne de trépan; une cicatrice déprimée indiquait le siége de cette opération, à une petite distance. Nouvelle perforation de l'os. On n'eut pas de peine à le traverser de part en part; un drain fut placé, et application d'un bandage silicaté.

La disparition des douleurs fut plus longue que les autres fois ; elles changèrent de caractère, mais persistèrent pendant une huitaine de jours. Finalement, elles s'amendèrent; car, trois mois après, la malade écrivait qu'elle allait beaucoup mieux, et refusait toujours l'amputation.

Réflexions. — Cette observation montre la difficultè du diagnostic et prouve qu'on peut trépaner et traverser certains tissus néoplasiques sans leur donner un coup de fouet.

Remarquons que toutes ces opérations ont apporté un soulagement pendant un certain temps, c'est une preuve de l'utilité du débridement osseux contre l'élément douleur. A l'examen microscopique qui fut fait par M. Morat il ne trouva pas les éléments du sarcome mais rencontra seulement une décalcification du tissu osseux dont la moelle était devenue fibroïde, il semblait qu'à mesure que l'os se décalcifiait, une moelle fibreuse prenait sa place, or on connaît la gravité de ces cas; malgré un succès relatif il n'y a que l'amputation de rationnelle en pareille circonstance.

ANATOMIE PATHOLOGIQUE.

Notre intention n'est pas de passer en revue, ici, les lésions de l'ostéite en géneral, qui sont aussi celles de la variété à forme névralgique dont il s'agit. Nous nous contenterons simplement de signaler les altérations que l'examen des pièces à permis de reconnaître après la trépanation, dans nos observations et celles de quelques auteurs.

Le siége de cette affection est assez variable comme on a pu le voir; ordinairement c'est le tibia qui paraît atteint de préférence, mais plus souvent que l'abcès intra-osseux, on l'a observé sur d'autres os.

Si nous réunissons nos faits à ceux de M. Gosselin, nous arrivons à un total de quinze, et nous y voyons l'ostéite envahir neuf fois le tibia ; dans les autres circonstances, c'était soit le fémur, soit le péroné, l'humérus, et même un métacarpien.

Quant à la localisation anatomique elle n'est pas constante; il faut reconnaître toutefois que si l'abcès des os paraît avoir pour siége de prédilection leur portion juxta-épiphysaire comme nous l'avons montré dans le chapitre premier, il n'en est pas de même de l'ostéite à forme névralgique. En effet, dans les neuf observations précédentes on a pu voir que la lésion, proprement dite, occupait aussi fréquemment le canal médullaire vers le centre de la diaphyse, ou un point plus ou moins éloigné que le tissu spongieux juxta-épiphysaire.

L'examen des cylindres osseux enlevés par le trépan, démontre dans un certain nombre de cas, la présence au milieu
même du foyer d'une ostéite raréfiante ordinaire. Cette ostéite se caractérise, comme on le voit, par la vascularisation
des éléments médullaires, la dilatation des canalicules osseux
qui arrivent à former de véritables lacunes, enfin par la fria-
bilité du tissu lui-même.

C'est ce qui résulte de la lecture des observations 4 et 6,
où il est dit que le tissu spongieux juxta-épiphysaire était
creusé de vacuoles remplies d'une moelle rouge bourgeonnante. Les mêmes vacuoles s'observaient encore dans le fait
de M. Pingaud rapporté par M. Gosselin (Bulletin de l'Académie des sciences, p. 689). Ailleurs, si ces altérations sont
moins prononcées elles n'en existent pas moins, la moelle
est encore là, rouge, vasculaire, en voie de développement,
présentant en un mot les caractères d'une inflammation
subaiguë, et tend à se creuser des loges dans le tissu qui
l'entoure (obs. 1, 7, 8).

Quel est maintenant l'état de la substance osseuse à la périphérie? Ce sont des phénomènes de condensation qui pré-
dominent, condensation plus ou moins prononcée, mais qui
existe presque partout, Cette sclérose peut suivant nous être
rapportée à des origines différentes, tantôt en effet, elle peut
être interprétée comme le résultat de l'irritation amortie et
longtemps continuée, développée autour d'elle par la lésion
actuelle (obs. 6-1); tantôt au contraire, elle est le résultat
d'une cicatrisation osseuse ancienne dont le point de départ
à été ou une ostéite antérieure (obs. 7, 8, obs. de M. Pingaud) ou une fracture (obs. 10).

Dans une autre catégorie de faits, nous nous trouvons en
présence de cavités intra-osseuses, lésion assez fréquente
puisque sur les 16 ou 17 observations signalées depuis quelques années, nous la voyons figurer huit ou neuf fois, c'est-
à-dire dans plus de la moitié des cas.

Ces cavités sont de grandeur variable, mais généralement

de petites dimensions, inférieures le plus souvent à celles de l'abcès des os, ainsi que le démontrent nos observations 4 et 5 et les trois dernières de M. Gosselin. D'autres fois au contraire, elles ont un volume plus considérable, témoin le fait de Pierre Gonnet (obs. 2) et celui rapporté par M. Gosselin. L'état des parois osseuses a peu attiré l'attention des cliniciens, en sorte qu'il est à peu près impossible de décrire la façon dont elles sont constituées la plupart du temps. Cependant, dans la cinquième observation de M. Gosselin, la cavité était tapissée par une membrane rougeâtre sur la nature de laquelle le chirurgien ne se prononce pas, et recouverte d'une couche grisâtre qu'on pouvait considérer comme du pus concret. M. Nélaton à propos d'un fait du même genre, signale la présence d'une membrane blanchâtre douée d'une vive sensibilité. La cavité découverte par M. Richet, présentait des parois irrégulières anfractueuses, de véritables stalactites, formées par des aiguilles osseuses.

Ces excavations creusées pour ainsi dire à l'emporte-pièce au milieu du tissu osseux sont-elles vides, ou contiennent-elles quelque produit particulier? L'état de vacuité est l'exception, mais nous pouvons dire que le plus ordinairement on n'y rencontre ni pus ni séquestres. Tantôt on a affaire à une sérosité plus ou moins limpide (obs. 2), parfois colorée par une petite quantité de sang (obs. de M. Nélaton), tantôt ce sont des fongosités constituées par du tissu embryonnaire, dû à la prolifération des éléments médullaires, comme cela s'observe dans les phlegmasies anciennes (obs. 3, obs. de M. Richet). Dans une circonstance M. Gosselin y découvrit une sorte de poussière osseuse, avec une très-faible quantité d'un pus grisâtre concret.

La condensation est encore le phénomène qui s'observe à la périphérie de ces excavations. Si nous consultons les faits rapportés par M. Gosselin et ceux des autres auteurs, nous voyons ce genre d'altération signalé partout. Ce n'est qu'après avoir perforé un tissu épais, dur, sclérosé, que le chirurgien a pu parvenir sur le siége même de la lésion. Dans nos trois observations de cavités, nous trouvons cette même modification de la substance osseuse très-manifeste chez Marie Poncet (obs. 3) ; chez Pierre Gonnet (obs. 2), elle n'existe que dans les couches les plus extérieures : en effet, au pourtour de l'excavation, c'est plutôt de la raréfaction ; la moelle est rouge bourgeonnante, le trépan traverse un tissu spongieux.

La sclérose peut même ne point exister du |tout, ou du moins les ostéophytes de voisinage, être si insignifiantes que l'ostéite raréfiante est presque la seule lésion.

C'est ce qui ressort de l'observation de Labb, où l'examen de la pièce a pu être fait d'une façon complète ; la moitié inférieure du cylindre, diaphysaire, y est-il dit, était vascularisée et creusée de petites lacunes comme dans l'ostéite raréfiante simple ; à une certaine distance se trouvait la petite cavité qui est mentionnée. Là encore, cependant, comme l'a observé M. Charpy dans ses examens microscopiques, la moelle est toujours un peu ossifiée à la périphérie.

Comment expliquer la formation des excavations dont il vient d'être question? Il est impossible, dans l'état actuel de la science, de se prononcer d'une manière définitive, on ne peut faire à cet égard que des hypothèses.

M. Gosselin, après avoir examiné si ces cavités pourraient être considérées comme le produit de cette altération particulière des os, que Gerdy appelait l'ostéite raréfiante, ou comme d'anciens abcès dont le pus se serait résorbé, penche pour cette dernière manière de voir, et leur donne le nom de faux abcès.

Pour nous, c'est à la première explication que nous nous rallions, en réalité c'est la même lésion qui a été décrite précédemment, mais à une période plus avancée. Sous l'influence du développement des éléments médullaires qui augmentent de volume, bourgeonnent, la substance osseuse se résorbe peu à peu, et l'ostéite se creuse ainsi une loge, de même que dans le cas d'abcès. C'est ce qu'on voit dans certaines observations où on a trouvé encore, au moment de l'opération, les masses embryonnaires et le tissu fongueux dont il vient d'être question. D'ailleurs, n'assistons-nous pas en quelque sorte, vers la périphérie, à la marche du processus destiné à produire ces excavations; les observations 2 et 5 ne nous montrent-elles pas le tissu voisin creusé de petites lacunes, de petites vacuoles, remplies d'une moelle rouge enflammée; or de là à une cavité, il n'y a évidemment qu'une différence de degré. C'est donc bien certainement de l'ostéite raréflante qu'on rencontre au pourtour de la loge dans le voisinage des fongosités, en s'éloignant de plus en plus de ce point on trouve alors les altérations de l'ostéite condensante.

Cette condensation des couches les plus excentriques s'explique très-facilement; là en effet, l'inflammation est plus modérée, il n'y a eu qu'un retentissement à distance, il est du reste bien établi aujourd'hui qu'une irritation vive produit la raréfaction et que la sclérose ne peut se former qu'avec une irritation modérée (Ranvier, Archives de physiologie). Cette formation d'une cavité se trouve favorisée parfois par le siége de certaines lésions; ainsi dans la région juxta-épiphysaire, le tissu aréolaire central est facilement résorbé et détruit par les bourgeons inflammatoires, tandis que la lame compacte qui l'entoure résiste et se sclérose.

SYMPTOMATOLOGIE.

La douleur, dans l'ostéite à forme névralgique, est un symptôme de premier ordre et parfois même le seul sur lequel le clinicien ait à compter pour le diagnostic.

Son début en général est brusque, se montre à la suite d'une fatigue, de l'exposition au froid humide, d'une violence extérieure et même sans cause connue. Peu marquée au commencement elle s'accuse davantage, suivant ainsi une marche proportionnelle à celle de la lésion, dans certaines circonstances cette douleur présente un caractère de rémission très-prononcée, rémission qui peut se prolonger chez certains malades pendant fort longtemps. C'est ainsi qu'ils souffrent durant plusieurs mois, plusieurs années, puis sans aucune intervention ces symptômes disparaissent tout à coup, pour se montrer de nouveau, au bout d'un temps plus ou moins éloigné, sans la moindre cause.

D'autres fois, dès le début, la douleur s'accuse d'une façon continue, sans présenter constamment la même acuité, mais là encore le caractère névralgique se montre d'une manière bien tranchée. Cette continuité est interrompue par de véritables crises qui souvent se présentent dans le jour, mais s'observent presque toujours pendant la nuit.

Les souffrances sont atroces, insupportables, et les malades emploient les expressions les plus bizarres pour les caractériser. Ces excerbations nocturnes se répètent à diverses reprises, et il en résulte que le pauvre patient ne peut goûter un moment de repos, ou s'il vient à s'endormir quelques instants, il est brusquement réveillé par une nouvelle crise. Cette privation de sommeil est un symptôme constant, il est noté dans toutes les observations. C'est un des premiers signes que le malade accuse quand on l'interroge, et un des plus pénibles. Ainsi Pierre Gonnet racontait que depuis 22 mois il ne dormait plus, le malade qui fait le sujet de notre première observation avait perdu le sommeil depuis un an.

Les influences extérieures paraissent jouer un rôle assez important sur la douleur elle-même. Le repos au lit est la position la plus supportable ; la station debout, au contraire, la marche, l'exercice, ramènent des exacerbations, ce qui s'explique très-bien par un afflux plus considérable de sang dans les parties affectées. L'impression du froid, humide surtout ; les changements de temps sont des causes d'exaspération dans les souffrances et en provoquent le retour.

Quant à la pression, son action est peu prononcée ; elle n'est presque notée nulle part. Cependant, dans nos deux premières observations, elle paraissait être assez douloureuse.

Le siége des douleurs est, en général, bien circonscrit, et le malade sait ordinairement les rapporter à un point limité, qui en est le maximum; ce n'est pas constant toutefois. Ainsi, dans le fait de Labb (obs. 5), ce dernier souffrait dans la totalité du fémur, et le retentissement douloureux se faisait sentir jusqu'au pli inguinal. Chez Pierre Gonnet (obs. 2), la douleur occupait toute l'étendue du péroné; il en était de même pour le tibia, dans une des observations de M. Gosselin.

La tuméfaction osseuse a été observée presque partout; signalons cependant son absence, au moins durant les premières années, chez notre première malade et chez Mme V... de V... Cette tuméfaction ne doit pas être confondue avec celle des parties molles, ce qu'il est facile de distinguer sur des os superficiels comme le tibia, le péroné. Elle est, en général, mal limitée, ne présente pas de saillie marquée, comme on l'observe dans l'abcès intra-osseux; parfois même, elle occupe une grande partie de l'os, témoins les observations de Gonnet et de Labb, les 1re, 2e et 5e de M. Gosselin.

Les parties molles, d'une façon générale, participent médiocrement à la phlegmasie sous-jacente. Aucun indice extérieue, dans le fait de M. Amédée, ne révélait l'affection intra-osseuse. Cette même absence de phénomènes inflammatoires a été remarquée dans un certain nombre d'autres observations, comme on a pu le voir d'après leur lecture. Et si, comme à propos de Labb, nous assistons aux symptômes d'une phlegmasie aiguë qui se termine par la suppuration, ces cas sont véritablement exceptionnels.

Le plus ordinairement, on constate une élévation locale de la température, dont il est facile de se rendre compte par l'examen comparatif des deux membres. Parfois, les téguments, surtout au moment des crises violentes, présentent une coloration rosée; ils sont, ainsi que le tissu cellulaire sous-cutané, le siége d'une infiltration modérée.

Les articulations voisines sont indemnes et ne subissent aucune influence des lésions qui les confinent; c'est même un fait assez remarquable quand on considère avec quelle rapidité elles deviennent le siége d'un épanchement dans le cas de simple fracture.

Les symptômes généraux sont nuls. Nous n'y voyons qu'une exception dans l'observation de Labb, où le thermomètre indiqua une élévation de température. Il ne faudrait pas croire pourtant que la maladie locale n'ait jusqu'à la fin aucun retentissement sur le reste de l'organisme. A une certaine période, sous l'influence de ces souffrances continuelles qui ne laissent ni trêve ni repos, sous l'influence surtout de la privation de sommeil, les malades finissent par perdre l'appétit, maigrissent, et leur constitution, quelque robuste qu'elle soit, ne tarde point à être profondément ébranlée.

MARCHE ET DURÉE.

La marche de cette maladie, ainsi qu'on a pu en juger d'après l'étude de nos observations, est lente, progressive. Ses symptômes, mal accusés au commencement, se dessinent peu à peu; les douleurs, qui, dès le début, étaient modérées, avec des rémissions nettes et prolongées, augmentent tous les jours d'intensité, tendent à devenir continues; les exacerbations se rapprochent de plus en plus, et la situation du malheureux patient devient intolérable. Il arrive un moment où ses souffrances sont tellement violentes qu'il réclame, à cor et à cri, une opération, cherchant à forcer la main du chirurgien et préférant même, comme Perrat (obs. 6). une amputation à la prolongation de ses atroces douleurs.

Si la lenteur de la marche est le fait dominant de l'ostéite névralgique, comme nous venons de le dire, il existe cependant quelques exceptions à cette règle; c'est ainsi que chez les deux malades qui font le sujet des observations 7 et 8, l'affection a eu un développement rapide, relativement aux autres faits publiés ; elle datait seulement de trois semaines environ.

La durée de cette maladie est longue ; elle se compte par mois et même par années. On voit que la première malade de M. Gosselin souffrait depuis huit ans ; chez la troisième et la quatrième, le début remontait à trois ou quatre années. Cette période est, en général, moins longue chez la plupart de nos malades, et la statistique montre que le maximum n'a pas dépassé vingt-quatre mois.

DIAGNOSTIC.

Après avoir passé en revue les principaux symptômes de l'ostéite à forme névralgique, il est de notre devoir de montrer sur quels fondements le clinicien peut s'appuyer pour la distinguer des affections qui s'en rapprochent plus ou moins directement.

Disons tout d'abord que l'ostéite ordinaire chronique est une affection identique. Nous n'en étudions ici qu'une variété, où le phénomène douleur devient prédominant. Dans cette variété, les souffrances sont vives, térébrantes, atroces ; des exacerbations nocturnes, d'une violence inouïe, privent le malade de tout sommeil et lui rendent la vie intolérable. En outre, elles ont le plus souvent une durée et une persistance très-grandes, avec des rémissions, des intermittences bien tranchées, et s'éloignent par toutes ces nuances de l'ostéite habituelle. Quant aux deux autres symptômes qui l'accompagnent, tuméfaction osseuse, lésions des parties molles, ils ont une valeur trop secondaire pour s'y arrêter, et leur variabilité ne servirait qu'à égarer l'esprit de l'observateur.

L'ostéopériostite syphilitique présente plus d'un point de contact avec la maladie en question. La tuméfaction osseuse y est aussi mal limitée, diffuse, et les douleurs vives lancinantes se montrent ordinairement pendant la nuit. Cependant la douleur de l'ostéite à forme névralgique présente certains caractères qui permettent de la distinguer de la douleur ostéocope dont nous voulons parler.

La première est influencée par la marche, la station debout, les variations de température. A une période avancée, elle est continue, présentant même alors des exacerbations nocturnes bien tranchées, mais qui peuvent se montrer aussi durant le jour.

La seconde, au contraire, ne paraît pas modifiée par les influences extérieures ; la pression toutefois l'exaspère : elle se montre presque exclusivement la nuit, mais ici la chaleur du lit est la seule cause de ces retours ; il en résulte, comme l'a fait remarquer M. Ricord, qu'elle apparaît tout aussi bien le jour, si le malade fait du jour la nuit, les boulangers en sont un exemple frappant.

L'acuité de la douleur peut servir encore de point de repère pour le diagnostic ; elle n'est jamais aussi prononcée dans la syphilis et ne va pas jusqu'à priver le malade complètement de sommeil et lui arracher des cris. A l'appui de cette proposition, M. Naud rapporte que, chez un individu qui présentait à la fois des traces de syphilis, un gonflement d'une des extrémités du tibia et des douleurs en tout point semblables à celles dont nous avons parlé plus haut, M. Nélaton n'hésita point à porter le diagnostic d'abcès intra-osseux qui fut du reste confirmé par la trépanation. Des antécédents vénériens, d'après cela, ne sont donc pas une raison suffisante pour faire attribuer à la syphilis toutes les affections osseuses qui peuvent se développer chez le malade qui en est atteint. C'est un fait du reste bien connu, et que viennent confirmer notre première observation et celle que nous venons de rappeler.

Dans l'exostose proprement dite, la tuméfaction est plus limitée, les parties molles paraissent intactes, la peau ne présente pas de changement de couleur et glisse facilement sur la tumeur. Ces particularités serviront à la séparer de l'ostéite névralgique où à une certaine période les téguments sont toujours le siége d'une inflammation modérée.

Quant au diagnostic de l'abcès intra-osseux, c'est une question bien autrement délicate ; cependant il faut faire à ce sujet une distinction qui s'impose d'elle-même entre les faits de suppuration aiguë et ceux à marche chronique.

Dans le premier cas, le doute paraît assez difficile ; d'une part, nous sommes en présence de malades dont l'affection s'est développée rapidement, rémontant rarement au delà de trois ou quatre semaines ; il y a de la fièvre, une température parfois élevée, des frissons même qui indiquent nettement la formation du pus. De l'autre, nous avons localement tous les signes d'une phegmasie aiguë, gonflement très-prononcé pouvant s'étendre à tout le pourtour du membre affecté, rougeur, tension des téguments, etc. ; il n'y a pas d'hésitation à avoir, ce n'est point évidemment là cette ostéite névralgique, maladie à symptômes inflammatoires modérés, à marche progressive mais lente, sans retentissement sur le reste de l'économie.

Après avoir étudié les symptômes par lesquels se traduit l'abcès chronique des os et notre variété d'ostéite, on arrive fatalement à cette conclusion que la distinction entre ces deux affections est extrêmement difficile, pour ne pas dire impossible.

Ce qui le prouve, du reste, c'est que des chirurgiens tels que M. Gosselin et Ollier, dont la valeur clinique est indiscutable, ont pu être égarés dans de pareilles circonstances, et ont reconnu après l'opération les lésions ordinaires de l'ostéite névralgique alors que le diagnostic d'abcès intra-osseux avait été porté sans hésitation.

Malgré cela, nous essaierons d'esquisser rapidement les différences, légères le plus souvent, qu'il est permis d'observer entre ces deux formes particulières de phlegmasie.

Et d'abord, des traces d'une ostéite ancienne terminée par suppuration ou par l'expulsion de séquestres peuvent-elles engager le clinicien à se prononcer pour l'abcès des os. La statistique est seule capable de répondre à une pareille question. Sur les seize observations d'ostéite névralgique publiées jusqu'à ce jour, à peu près le tiers des malades, c'est-à-dire six seulement n'avaient présenté aucune inflammation des os pendant leur enfance. Dans les nombreux faits d'abcès rapportés par M. Cruveilhier à la fin de sa thèse, nous ne voyons figurer que deux ou trois fois des antécédents de ce genre ; n'existaient-ils pas en réalité, ou ont-ils été passés sous silence, c'est ce qu'il est impossible d'éclaircir.

D'après nos six premières observations personnelles, les deux autres étant trop incomplètes pour trancher la question, les malades offraient constamment les stigmates ineffaçables d'une phlegmasie osseuse. Aussi M. Ollier attache-t-il une réelle importance à cette particularité qui, dans plusieurs circonstances, a contribué beaucoup à lui faire diagnostiquer un abcès chronique. D'une façon générale, ce signe n'a pas grande valeur par lui-même, puisqu'en réunissant tous les faits de ce genre, on voit qu'il se montre presque avec la même fréquence dans les deux cas.

La tuméfaction de l'os est en général mal limitée, diffuse dans l'ostéite névralgique, tandis qu'elle paraît plutôt localisée, circonscrite au voisinage de l'abcès. Parfois même elle ferait sur l'une des faces une véritable saillie, ainsi que le prouve la pièce anatomique du musée Dupuytren dont parle M. Cruveilhier, où l'os paraissait s'être courbé en quelque sorte au niveau de la collection purulente.

Quant à la douleur, il est impossible d'y voir quelque différence dans sa manifestation. C'est la même marche, ce sont les mêmes caractères, rémissions, intermittences, exacerbations nocturnes, exaspérations sous l'influence des agents extérieurs tels que la pression, les changements de temps, l'exercice, tous s'y retrouvent sans exception.

La présence de douleurs violentes accompagnées de gonflement dans un os autre que le tibia, la situation du gonflement vers le milieu de la diaphyse ont, d'après M. Broca, une certaine valeur. Ces considérations, dit-il, à propos de la dixième observation de Brodie, auraient dû éloigner l'esprit du chirurgien de l'idée de suppuration. Mais on sait parfaitement aujourd'hui que l'abcès intra-osseux n'a pas le tibia pour siége exclusif ; depuis un certain nombre d'années on l'a observé sur le fémur, le radius, l'humérus et même la clavicule, ainsi qu'Erichsen en a signalé un cas. La localisation vers le centre diaphysaire mériterait plus d'attention ; il est en effet exceptionnel, comme l'a dit M. Broca, qu'on trouve des abcès véritables à ce niveau, tandis que l'ostéite névralgique y a été observée plusieurs fois (Amédée H., Gonnet, etc.).

L'âge des malades ne peut être d'aucune utilité pour trancher les difficultés du diagnostic. L'abcès, aussi bien que l'ostéite, se rencontre ordinairement chez les jeunes sujets, et si les deux affections paraissent avoir pour le jeune âge une prédilection marquée, on les a observées aussi chez des adultes au delà même de trente ans.

Quant au sexe, M. Naud, dans sa thèse, nous montre que l'ostéite névralgique paraît affecter principalement les femmes, et cette opinion semblerait de prime abord confirmée par les nouvelles observations de M. Gosselin. S'il fallait en juger d'après les nôtres, au contraire, ce seraient surtout les hommes qui paraîtraient jouir de ce triste privilége, car sur 9 malades 7 appartenaient au sexe masculin. Ainsi qu'il est facile de le voir, la contradiction est trop flagrante et les faits sont encore trop peu nombreux pour se prononcer sur ce point.

En résumé, chez un malade atteint d'une ostéite accompagnée de douleurs violentes, à exacerbations nocturnes, une tuméfaction étendue, mal limitée, diffuse, le siége de la lésion sur un des os différent du tibia et dans un point éloigné de l'extrémité diaphysaire, l'absence de lésions osseuses antérieures, devront faire songer plutôt à une ostéite névralgique. Telles sont les seules conclusions qui ressortent de l'étude comparative que nous venons de faire, et encore ne sont-ce que de simples présomptions.

Il est impossible de confondre avec cette dernière la nécrose des os longs, lorsqu'il existe une fistule et que le stylet introduit, permet d'arriver sur un séquestre plus ou moins mobile. Dans le cas contraire, comme nous l'avons déjà dit à propos de l'ostéite chronique, l'intensité des douleurs, leur persistance, leur caractère névralgique, et plus tard l'apparition de symptômes locaux accusés, s'il s'agit d'une nécrose, ne permettront point au chirurgien de s'égarer.

Les tumeurs intra-osseuses sont d'un diagnostic bien plus difficile ; leurs variétés sont fort nombreuses, aussi n'avons-nous pas l'intention de les passer toutes en revue. Nous dirons simplement quelques mots du sarcôme et du kyste. Nous sommes obligé d'avouer que le diagnostic entre le sarcôme et l'ostéite névralgique est impossible au début, comme le prouve l'observation de Rose Lecomte, où le néoplasme intra-osseux revêtit la marche et les symptômes habituels de cette dernière affection. Aussi M. Ollier, malgré toute son expérience dans les maladies des os, reconnut-il seulement la lésion anatomique quand le trépan eut mis à nu un tissu dont l'aspect particulier le frappa et lui permit de se prononcer ouvertement.

Disons cependant d'une façon générale, si l'on s'en rapporte à la description des ouvrages classiques, que les douleurs n'ont pas une intensité aussi vive, ne présentent pas des exacerbations nocturnes comme dans notre variété névralgique, et qu'en outre elles siégent plus fréquemment au voisinage des extrémités articulaires.

A une période avancée, la tuméfaction est bien plus prononcée dans le sarcôme, l'os bientôt se laisse dilater, s'amincit et fait entendre, quand on le comprime, des craquements produits par la fracture de la coque qui entoure la tumeur. Les ganglions eux-mêmes ne tardent point à s'engorger, la peau intacte dans le début devient le siége de varicosites dues à la dilatation des veines superficielles, enfin si le sarcôme est vasculaire, on peut percevoir des battements et du souffle comme nous avons eu l'occasion de l'observer.

A ce moment, il n'y a pas de doute à avoir; malheureusement c'est au début qu'il serait important de faire un diagnostic exact, alors que la trépanation peut donner un coup de fouet à la lésion organique et en précipiter la marche fatale.

Quant aux kystes proprement dits, la distinction en sera plus facile ; ils se forment en général fort lentement ; ils se caractérisent par des douleurs sourdes peu vives, et qui ne présentent pas les exacerbations dont il est question à propos de l'ostéite à forme névralgique. La tuméfaction y est plus limitée, mieux circonscrite, et semblant se rapprocher davantage de celle de l'abcès des os.

Lorsque la tumeur aura acquis un volume plus considérable, les douleurs augmenteront par suite de la compression des parties molles voisines, mais on aura alors pour se guider l'amincissement des couches osseuses périphériques, et une fluctuation qui vers la fin s'accuse nettement.

NATURE DE LA MALADIE.

Nous sommes donc en face d'une maladie à marche chronique se manifestant par des douleurs violentes, tantôt intermittentes, tantôt continues, présentant des exacerbations nocturnes des plus caractérisées. Anatomiquement elle se traduit par des lésions qui ne diffèrent en rien de celles de l'inflammation ordinaire du tissu osseux, c'est-à-dire soit de la condensation, soit de la raréfaction, lésions qui sont loin d'expliquer l'intensité et la forme des phénomènes douloureux que nous venons de rappeler.

Dans l'état actuel de la science, les faits sont trop récents, les examens pathologiques trop peu nombreux pour se faire

une idée bien nette de cette affection et en donner une théorie certaine. Nous nous contenterons de passer en revue les
hypothèses qui ont été mises au jour dans ces dernières années, et d'en émettre une nouvelle qui nous paraît plus en
en rapport avec les altérations anatomiques.

M. Naud, dans sa thèse de 1868, étudiant la nature de
l'ostéite à forme névralgique, semble incliner vers la diathèse rhumatismale pour en expliquer les douleurs. Il s'ap-
puie sur l'analogie qu'elles présentent avec celles du rhumatisme. Cette analogie, en effet, existe dans l'influence
qu'exercent les variations de la température sur leur retour ;
comme elles, en outre, tantôt localisées, tantôt généralisées,
elles apparaissent un jour pour disparaître le lendemain.
Enfin deux ou trois malades présentaient des antécédents
arthritiques incontestables.

Ces motifs cependant ne nous paraissent pas assez puis-
sants pour rapporter ces phénomènes à une simple cause
morbide, et pour mettre de côté l'affection organique elle-
même.

M. Naud lui-même, après avoir fait valoir les arguments
que nous venons de rappeler, n'ose pas se prononcer : « nous
nous bornerons, dit-il, pour ne préjuger de rien, à n'indiquer
dans la nomenclature que le caractère clinique de l'affection. »
En effet, sur les dix-sept observations d'ostéite névralgique,
deux fois seulement les malades avaient été atteints antérieurement de douleurs articulaires (Amédée H..., Ire obs.,
Gosselin).

Dans la grande majorité des cas, l'affection se montre chez
des individus ayant eu autrefois des inflammations suppurées
des os, quelques-uns comme Marie Poncet présentaient tous
les signes extérieurs du tempérament lymphatique, d'autres
enfin, comme Marie Randy et Pierre Gonnet ont eu dans leur
enfance des manifestations scrofuleuses du côté de la peau.
Le rhumatisme n'a donc rien à voir dans ces différentes circonstances, en sorte que si une question de diathèse devait

Perret   6

entrer en considération ici, c'est la scrofule qui serait appelée
à jouer le rôle le plus important, et dans tous les cas ce ne
serait point pour expliquer la nature des douleurs. Du reste,
en admettant même la diathèse rhumatismale bien avérée
chez un malade atteint actuellement d'ostéite, serait-ce une
raison suffisante pour lui voir jouer un rôle capital et lui
attribuer la marche et les caractères particuliers que cette
inflammation présente ici? Évidemment non. C'est ce que
nous avons déjà dit à propos de l'ostéopériostite syphilitique,
où nous avons cité l'exemple de deux malades qui éprouvaient
depuis quelque temps des douleurs atroces à exacerbations
nocturnes. La trépanation les fit disparaître complètement
et démontra d'une façon péremptoire qu'on ne devait point
chez eux, malgré leurs antécédents vénériens, les mettre
sur le compte de la maladie constitutionnelle.

M. Gosselin, d'ailleurs, abandonne plus tard cette opinion
qu'il avait soutenue dans la thèse de M. Naud sur la nature
rhumatismale de l'ostéite névralgique. Voici la nouvelle explication qu'il en donne à propos de sa communication récente à l'Académie de médecine (séance du 6 octobre 1875) :
« J'ai parlé de sujets chez lesquels l'ostéite condensante des
os longs, en devenant chronique, après avoir d'abord présenté la forme aiguë, ou bien en prenant d'emblée la forme
chronique, est le siége de douleurs rebelles que nous ne
pouvons, en l'absence de phénomènes inflammatoires locaux
et généraux, attribuer à autre chose qu'à une névralgie osseuse ou à une névrite.... il est probable qu'enflammés par
continuité ou comprimés à la suite de la condensation des
canaux osseux dans lesquels ils passent, ces nerfs occasion-
nent des souffrances comparables à celles qu'occasionne la
carie dentaire dans les branches du trifacial. » C'est ainsi que
s'exprimait récemment M. Gosselin à l'Académie ; il nous
reste maintenant à examiner et à discuter l'opinion du savant
professeur.

Et tout d'abord, la compression d'un filet nerveux par le

tissu osseux condensé, sclérosé, existe-t-elle réellement? C'est une question qu'il est permis de se poser.

Nous ne le croyons pas; nulle part, en effet, cette particularité n'a été notée, et l'examen des pièces anatomiques n'a jamais démontré l'existence de cette compression; elle paraît même invraisemblable, comme nous essaierons de le prouver. En premier lieu, les tissus sclérosés sont indolents par eux-mêmes, c'est ce que démontre l'étude des phénomènes qui se passent dans la consolidation des fractures. Quest-ce que le cal, en effet, sinon la production d'un tissu osseux nouveau développé sous l'influence de l'inflammation, d'une ostéite en un mot. Personne n'ignore que durant les premiers mois qui suivent la fracture, ce cal est constitué par un tissu osseux dur, compacte; on n'y rencontre pas de traces de canal médullaire, qui est remplacé momentanément par un bouchon auquel on a donné le nom de virole interne. Ce n'est qu'à partir du sixième mois que le volume du cal commence à diminuer, la résorption de la nouvelle substance se produisant lentement et peu à peu. Or, ici toutes les conditions nécessaires à une compression nerveuse se trouvent réunies, d'une part sclérose de la substance osseuse, d'autre part filets nerveux englobés dans la masse nouvelle.

Et en admettant même que la régénératiou nerveuse ne se fasse qu'à une période reculée, comme l'ostéite condensante s'étend toujours à une certaine distance de la solution de continuité proprement dite, les filets nerveux voisins n'échapperaient point à la compression. Ces phénomènes de réparatiou se traduisent-ils au dehors par quelque manifestation douloureuse? En aucune façon. Pendant les huit premiers jours, le malade ressent quelques douleurs comme à la suite de tout traumatisme, puis elles disparaissent complètement et ne se montrent qu'autant qu'un mouvement brusque, une violence extérieure vient exercer quelques tiraillements sur les fragments réunis.

Dans certaines circonstances, il est vrai, M. Gosselin a

observé des souffrances vives, prolongées, consécutives à des fractures de la jambe. « J'ai vu, dit-il, des sujets, surtout des femmes hystériques souffrir pendant des années à la suite de fractures.... Ensuite j'ai vu, au bout de quelques mois, la souffrance s'amoindrir, et plus tard se dissiper. » Comme nous le voyons d'après ce passage, il s'agissait ordinairement d'hystériques, aussi cette considération enlève-t-elle à ces faits la plus grande partie de leur importance. Nous croyons que la constitution particulière du malade a joué un grand rôle dans l'apparition et la persistance de ces phénomènes douloureux, et que le traumatisme n'a été que le point de départ d'une manifestation de l'affection générale.

Ces cas d'ailleurs sont excessivement rares ; M. Gosselin, dans ses cliniques, n'en peut mentionner que trois ou quatre exemples. Quelle valeur peut-on leur attacher, si on les compare à ces milliers de fractures qui s'observent chaque année dans le courant de la pratique journalière, et où toutes les phases de la consolidation se passent dans le silence et le calme le plus complet. Pour notre part, nous n'avons jamais eu l'occasion d'observer ces cas d'ostéonévralgie secondaire durant notre internat dans les hôpitaux de Lyon, et M. Ollier ne nous en a signalé aucun. Notre X[e] observation, il est vrai, rappelle bien un cal douloureux, mais l'autopsie démontra au centre même de la cicatrice la présence d'une ostéite qui s'était déjà creusé quelques loges dans le tissu compacte, et ce fait appartient encore à l'ostéite raréfiante douloureuse.

Mais ce n'est point seulement à propos du cal qu'il est permis de signaler cette indolence de la condensation ; on l'observe tout aussi bien à la suite de l'ostéite vulgaire dont elle peut être une des terminaisons. Dans cette dernière circonstance, nulle part dans les ouvrages classiques il n'est question de douleurs violentes persistantes comme celles dont nous avons parlé à propos de l'ostéite névralgique.

Les deux observations de Jeanneriat et de Laverlachère sont encore une confirmation de notre manière de voir. Il s'agit de malades qui, atteints, dans leur jeune âge, d'une phlegmasie du tibia terminée par suppuration, sont pris au bout de plusieurs années de douleurs atroces qui nécessitent une trépanation trois semaines après le début de ces nouveaux accidents, et chez lesquels le trépan met à nu un tissu osseux dur, éburné.

Ainsi nous voilà en présence d'un tissu sclérosé qui reste indolent pendant une ou plusieurs années. Tout à coup il devient le siége de phénomènes douloureux très-violents dont rien extérieurement ne peut donner l'explication. Que trouvons-nous alors? La moelle est enflammée, en voie de prolifération. C'est une ostéite nouvelle qui se greffe en quelque sorte sur une lésion ancienne, car il est impossible d'admettre que la condensation se soit produite dans l'espace de trois semaines. Bien plus : dans notre premier fait, après la trépanation, qui a mis un terme aux souffrances intolérables de M. Amédée H..., les phénomènes hypertrophiques ont continué, l'humérus a augmenté considérablement de volume, et pourtant la guérison ne s'est pas démentie ; même particularité chez Mario Randy (obs. IV). Que deviennent donc en pareil cas les filets nerveux ?

Enfin s'il pouvait exister encore quelques doutes dans l'esprit, la lecture de notre IVe observation (Labb) suffirait à les dissiper. Quant au fémur, y est-il dit, il offrait les particularités suivantes : la moitié inférieure du cylindre diaphysaire était vascularisée et creusée de petites lacunes comme dans l'ostéite raréfiante simple. Mêmes altérations dans la Ve de M. Gosselin où, à l'autopsie, au milieu d'un tissu spongieux raréfié, dans la plus grande partie de son étendue, il trouva une petite cavité sans pus.

Dans ces deux derniers faits, nous assistons à tous les symptômes de l'ostéite névralgique : mêmes douleurs intolérables, exacerbantes, même marche lente, progressive, et

pourtant l'examen nécropsique a montré une raréfaction osseuse très-avancée ; ce dernier argument suffit à lui seul,
nous le croyons, pour renverser la théorie de la compression des filets nerveux.

Quant à l'hypothèse d'une névrite, elle ne nous paraît pas
plus démontrée que la précédente ; en effet, s'il s'agit de l'inflammation d'un filet nerveux d'un certain volume, elle n'a
jamais été observée dans les rondelles osseuses que le trépan
a permis de retirer. Si au contraire on entend par là l'inflammation des filets terminaux qui vont se perdre dans la
moelle même, ce n'est point une lésion essentielle, car elle
se rencontre dans tout tissu qui devient le siége d'une phlegmasie quelconque, et il n'est point permis de la caractériser
ainsi.

Si, d'après ce que nous venons de dire, la compression des
filets nerveux paraît impossible, celle de la moelle ancienne
par le tissu condensant envahisseur serait-elle plus vraisem-
blable, en un mot, la moelle jouerait-elle dans ces conditions
un rôle passif? Point davantage; cette condensation, d'ailleurs,
n'existe pas au centre même du foyer ; partout nos observations
démontrent non-seulement l'existence, mais même la con-
stance des lésions de l'ostéite raréfiante, qui est en réalité
le phénomène dominant de notre variété d'inflammation.
Tantôt cavités à moelle végétante qui ne sont que le résultat
d'une inflammation dont la raréfaction, poussée à ses dernières limites, aboutit à la formation d'une perte de substance
plus ou moins considérable ; tantôt faits d'ostéite récente qui
se manifestent sur un ancien tissu sclérosé, comme le démontre et l'état du tissu osseux lui-même, et celui de la moelle.

Le mécanisme de la sclérose osseuse est en outre un argument irréfutable contre l'hypothèse que nous combattons
actuellement. Bornons-nous à le rappeler en quelques mots.
Sous l'influence de l'ostéite, les éléments médullaires entrent
en activité, deviennent le siége d'une prolifération marquée
et passent à l'état de cellules embryonnaires, comme tous les

tissus qui sont sur le point de se modifier et de se transformer. Lorsque cette inflammation primitive s'est calmée, ou
lorsqu'elle a été modérée des le début, les jeunes cellules
vont passer par une seconde phase, s'infiltrer de sels calcaires, et constituer, en définitive, le tissu osseux lui-même.

C'est donc la moelle, comme on le voit, qui est l'élément
formateur de la nouvelle substance ; or, nous le demandons,
comment peut-elle être étranglée dans ces conditions,
puisque nous la voyons diminuer d'une quantité proportionnelle au tissu compacte qu'elle constitué autour d'elle ?

Nous arrivons à la dernière hypothèse, qui, d'après nous,
explique, d'une façon plus exacte, les symptômes de l'ostéite
névralgique, et qui a tout au moins le mérite de s'appuyer
sur l'observation des pièces pathologiques, c'est-à-dire l'é-
tranglement de la moelle nouvelle par les tissus périphériques.

En somme, l'ostéite à forme névralgique n'est qu'une ostéite raréfiante à marche chronique, mais présentant, à des
intervalles plus ou moins éloignés, de véritables poussées
plus ou moins aiguës.

La démonstration de cette hypothèse se fait déjà par l'ex-
clusion des précédentes, dont nous venons de montrer l'in-
vraisemblance, et qui, dans tous les cas, ne s'appuient sur
aucune observation anatomique. Ne trouvons-nous pas, du
reste, les traces d'une inflammation subaiguë dans tous les
faits que nous avons rapportés, aussi bien dans nos ostéites
primitives (Perrat, Amédée) que dans celles qui se montrent
sur des tissus anciens sclérosés (obs. 7, 8).

N'en est-il point de même, enfin, à propos de ces cavités bizarres dans lesquelles on a rencontré plusieurs fois
des masses bourgeonnantes, indices d'une prolifération active
de la moelle, et qui présentent, au voisinage des parois, un
tissu osseux, enflammé, en voie de raréfaction, succédant
probablement à une condensation primitive, comme semble-
raient le prouver les observations de M. Gosselin. Par suite,

la cause du phénomène douleur ne différerait point ici de celle qu'on attribue à l'ostéite subaiguë ordinaire.

Sous l'influence de l'irritation, comme nous l'avons dit déjà, les cellules de la moelle deviennent le siége d'une multiplication rapide, en passant à l'état embryonnaire. Cette prolifération s'observe dans tous les espaces préexistants : aréoles du tissu spongieux, canalicules de Havers, canal médullaire.

Ce développement, comme on le sait, s'accompagne d'une résorption de la substance compacte voisine ; mais cette résorption ne survient pas tout d'un coup ; elle se fait progressivement et encore avec plus de lenteur, cela va sans dire, dans un tissu qui aura été antérieurement le siége d'une condensation.

Il en résulte que la moelle, ne trouvant pas autour d'elle une raréfaction en rapport avec l'activité de la multiplication rapide de ses éléments, viendra s'étrangler, en quelque sorte, contre les lamelles osseuses périphériques. Telle est, suivant nous, l'origine des douleurs violentes, intermittentes, parfois continues, à exacerbations nocturnes, qui disparaîtront bientôt, quand la raréfaction osseuse sera reproduite, pour reparaître de nouveau, avec une nouvelle poussée inflammatoire.

L'analogie qui existe entre les maladies du tissu osseux et celle des parties molles se retrouve encore ici. L'anthrax et le phlegmon diffus s'accompagnent, comme l'ostéite névralgique, de douleurs violentes, pulsatives, profondes, à caractère térébrant, et qui disparaissent comme par enchantement après le débridement, Or, à quoi sont-elles dues? Tous les auteurs s'accordent à les rapporter à l'étranglement de l'exsudat par les aréoles du tissu cellulaire, et ce qui le prouve, c'est le résultat que donnent les incisions qui permettent aux tissus infiltrés de se faire jour au dehors.

N'est-ce point la même marche, ne sont-ce point les mêmes phénomènes dans l'ostéite névralgique, et comme dans ces dernières affections la trépanation, en ouvrant une voie aux éléments médullaires, ne fait-elle point disparaître tous les accidents ?

Ce qui se passe dans l'ostéomyélite des amputés est une nouvelle preuve de notre explication ; elle se caractérise, comme on le sait, par la présence d'un prolongement médullaire faisant saillie à l'extérieur, s'étalant parfois comme un véritable champignon, et par des douleurs relativement modérées. Or, ce qui fait justement la différence entre notre variété d'ostéite et cette affection, c'est que, dans la première, la moelle est emprisonnée dans les mailles du tissu osseux, qui ne lui cède que lentement le terrain, tandis que dans la seconde elle trouve une voie tout ouverte, sans quoi on ne tarderait point à voir se dérouler la série des douleurs atroces que provoque d'ordinaire l'étranglement.

En résumé, nous admettons : que l'ostéite dite névralgique est essentiellement une *ostéite raréfiante*, à marche chronique ; — que la condensation observée dans le plus grand nombre des cas est, ou le reste d'une ostéite antérieure, ou une lésion de voisinage de l'ostéite raréfiante actuelle ; — qu'elle n'est qu'accessoire et peut faire défaut ; — que la douleur caractéristique est due à l'étranglement de la moelle jeune et bourgeonnante contre un ancien tissu sclérosé qu'elle envahit (et non pas par lequel elle est envahie), ou contre le tissu compacte, normal, dont la résorption ne se fait pas avec une rapidité proportionnelle à l'augmentation du tissu médullaire.

Nous ne prétendons point d'ailleurs que là soit l'explication tout entière. En effet, il est toujours possible qu'une certaine prédisposition de l'individu influe sur la sensibilité d'un de ses organes malades. En outre, il existe des états anatomiques obscurs des bourgeons charnus, et en général de tous les tissus nouveaux qui rendent ceux-ci plus sensibles. Ne voit-on pas les bourgeons inflammatoires des plaies être quelquefois hyperesthésiques ? Ne sait-on pas que de deux

cancers semblables du même organe l'un peut être complètement indolent et l'autre atrocement douloureux ?

TRAITEMENT.

Quelle doit être la conduite du chirurgien en présence
d'une affection qui se traduit chez le malade par des souffrances si vives, si prolongées, et qui tôt ou tard finissent par
compromettre sa santé.

Il est certain qu'il ne peut rester inactif, mais d'un autre
côté nous croyons que son intervention directe ne doit pas
avoir lieu dès le début. Nous avons vu dans le courant de ce
travail les difficultés que présente ordinairement le diagnostic de l'ostéite à forme névralgique, et de quelle importance
il est cependant au point de vue du traitement. La trépanation, en effet, n'est pas toujours une opération aussi innocente en elle-même, surtout dans un milieu hospitalier où se
trouve un grand nombre de malades, et qui remplit dès lors
les conditions mauvaises de l'encombrement.

Nos deux faits d'infection purulente survenant à la suite
de l'opération, montrent assez que le chirurgien ne doit pas
agir à la légère, et que ce n'est qu'après avoir épuisé la série
des médicaments employés habituellement contre la douleur,
qu'il est autorisé à intervenir.

L'opium, le bromure de potassium, l'iodure surtout, ont
été successivement employés sans donner aucun résultat
sérieux ; il en est de même du sulfate de quinine dont l'inef-
ficacité serait une preuve de plus du faible rôle que joue en
pareil cas l'élément rhumatismal. Nous aurions plus de con-
fiance dans les injections sous-cutanées de chlorhydrate de
morphine et de sulfate d'atropine, qui pourraient dans certains cas présenter quelque soulagement au malade.

Les eaux minérales ne seraient point sans efficacité comme
le montre l'observation de Mme de V., qui présentait tous les
symptômes habituels de l'ostéite à forme névralgique, et qui

disparurent complètement à la suite d'une saison balnéaire ; il est vrai qu'à la rigueur on pourrait se demander si la malade était réellement atteinte de cette affection. Quoi qu'il en soit c'est un moyen qu'il ne faudra pas négliger surtout dans la pratique civile, où l'opération rencontrerait encore plus d'opposition qu'à l'hôpital.

Enfin M. Ollier commence toujours par l'application de larges vésicatoires qui sans avoir amené la guérison lui ont donné dans certaines circonstances de bons résultats au point de vue de la douleur.

Le traitement local ne doit pas aussi être passé sous silence malgré son peu d'efficacité la plupart du temps. S'il survient des signes d'inflammation du côté des parties molles le chirurgien les combattra par des émollients, l'application répétée de sangsues, qui pourront en avoir raison. Enfin dans le cas où la phlegmasie arriverait jusqu'à la suppuration comme dans le fait de Labb, il faudra ne pas hésiter à faire des incisions, pour éviter le décollement des téguments.

M. Naud (thèse de Paris 1868) attache une certaine importance à la compression du membre par de la ouate. Cette méthode avait été déjà conseillée par M. Nélaton, et dans un cas d'ostéite elle paraît avoir donné entre ses mains un véritable succès. Nous ne l'avons jamais vu employer à l'Hôtel-Dieu de Lyon dans le service de M. Ollier, en sorte qu'il nous est impossible d'avoir une opinion à cet égard; quoi qu'il en soit, émanant d'un homme de la valeur de M. Nélaton, elle mérite d'être prise en sérieuse considération et c'est un moyen de plus à disposer.

Lorsque le chirurgien aura pendant quelque temps soumis son malade au traitement dont il vient d'être question, lorsqu'il aura constaté malgré cela la persistance de la douleur, il sera autorisé à recourir à la trépanation.

Cette opération est en réalité le seul traitement efficace de l'ostéite névralgique, et nous allons montrer que ses résultats sont bien capables de justifier son emploi.

Pour cela il nous faut entrer dans quelques détails de statistique un peu arides il est vrai, mais qui sont nécessaires pour trancher la question.

Sur les cinq faits personnels de M. Gosselin nous trouvons un cas de mort par pyohémie ; chez la seconde malade, l'amélioration a été tardive mais réelle, puisque des renséïgnements ultérieurs apprirent qu'elle ne souffrait presque plus. La troisième a quitté l'hôpital dans le même état qu'auparavant ; quant aux deux dernières elles ont eu un soulagement assez prompt et les douleurs n'ont pas tardé à disparaître.

Les deux autres cas rapportés par le même auteur, et appartenant le premier à Brodie, le second à M. Nélaton, montrent deux succès.

Si nous passons en revue maintenant nos propres observations, voici ce qu'elles apprennent à cet égard. Sur neuf trépanations exécutées par M. Ollier dans l'ostéite névralgique nous trouvons deux infections purulentes, consécutives à l'opération : faisons remarquer, malgré cela, que le premier malade avait été complètement soulagé par le trépan quant il fut pris des symptômes de pyohémie (Labb, obs. 4), et que la terminaison fatale semble due à l'affaiblissement extrème du malade, antérieur à l'opération, ainsi qu'au caractère diffus de son ostéite. D'ailleurs si l'on n'eût pas trépané, il eût fallu absolument amputer la cuisse. Quant à Antoinette Dupoizat, l'infection purulente ne s'est déclarée que deux mois après l'opération et ne peut s'expliquer que par les effets de l'encombrement. Chez deux autres malades (Marie Poncet, obs. 3, Laverlachère obs. 8), la trépanation, dans le premier cas, fait cesser au moins durant trois semaines les douleurs atroces que la jeune fille éprouvait ; quant à Laverlachère, il a fallu recourir au fer rouge pour obtenir une guérison complète. Cependant à ce propos on peut se demander si l'état du patient ne se serait point modifié plus tardivement comme dans une des observations de M. Gosselin.

Restent cinq autres cas où l'opération a donné un résultat complet, définitif, presque instantané.

C'est ainsi que M. Amédée H... put la première nuit dormir 10 heures sans l'intervention de l'opium, ce qui ne lui était pas arrivé depuis 14 mois. Cette amélioration immédiate est tout aussi prononcée chez Pierre Gonnet (obs. 2), qui depuis 22 mois n'avait pu goûter quelques instants de sommeil ; il serait trop long d'examiner en détail les autres faits, mais à la lecture des observations il est permis de voir que le résultat n'en est pas moins frappant ; même succès dans un fait publié récemment par M. Pingaud.

En résumé, sur 16 cas d'ostéite névralgique, la trépanation a donné neuf guérisons immédiates, deux un peu tardives, quant aux cinq derniers faits, ils se repartissent ainsi : trois pyohémies, dans le quatrième, soulagement momentané ; pas d'amélioration dans le dernier. Nous croyons que ces résultats, surtout si l'on songe à l'inutilité de tout autre traitement et à la nécessité d'une intervention, sont tout en faveur de la trépanation. C'est l'opinion de M. Gosselin ; déjà, à l'Académie de médecine, il avait montré quels résultats on peut attendre de cette opération (5 août 1875). Plus tard, dans sa communication à l'Académie des sciences, voici comment il s'exprime encore sur ce sujet : « Donc nul doute pour moi, la trépanation et l'évidement des os longs atteints d'ostéite avec douleurs violentes et rebelles sans réussir complètement, peuvent réussir dans certains cas ; conséquemment, elle doit être conseillée lorsqu'on a employé sans résultat tous les moyens locaux et généraux habituellement dirigés contre la souffrance. » Et plus loin encore : « D'après les faits que j'ai cités, il n'y a pas à hésiter, la trépanation peut réussir contre la douleur et elle est indiquée pour cette dernière, aussi bien que pour l'abcès des os lui-même »

C'est aussi la manière de voir de M. Ollier qui s'est occupé beaucoup de trépanation, et qui, d'après ce qu'on voit, a eu l'occasion de faire plusieurs fois cette opération dans son service, où les internes adressaient de préférence les malades atteints d'affections osseuses, connaissant son expérience et son habileté sur des questions de ce genre.

Est-il possible maintenant de donner une explication de cette disparition souvent immédiate des symptômes douloureux après cette opération ? En un mot, par quel mécanisme agitelle ?

M. Gosselin faisant jouer le rôle principal à la condensation, admet que le trépan développe dans le tissu osseux sclérosé une inflammation aiguë artificielle, et que celle-ci, se terminant par résolution, c'est-à-dire par résorption d'une partie de substance osseuse, dégage les nerfs depuis longtemps étreints ou enflammés dans leurs conduits.

Ainsi donc, la trépanation aurait pour résultat de transformer une ostéite condensante en une ostéite tendant à la résolution, à la résorption en un mot.

Pour nous qui ne voyons dans l'ostéite névralgique que les phénomènes de l'étranglement qui s'observent dans les tissus mous, la trépanation est un véritable débridement de l'os qui permet au tissu médullaire en état de développement rapide de se frayer une voie au dehors.

Quant au manuel opératoire, il est des plus simples ; c'est en général dans le point qui correspond au maximum de la tuméfaction et des douleurs spontanées ou provoquées que le chirurgien doit porter le bistouri.

On fera une incision cruciale aux parties molles ; c'est elle qui permet d'agir le plus librement, incision qui devra aller jusqu'à l'os, et par suite entamer le périoste. Puis les téguments ayant été disséqués en même temps que le périoste, qu'on laissera adhérent à ces dernières, les lèvres de la plaie seront maintenues écartées au moyen de crochets mousses confiés à des aides.

Le deuxième temps consiste à pénétrer dans la substance osseuse ; cette pénétration, comme le dit M. Gosselin, peut se faire de trois façons, soit au moyen de la couronne ordinaire, soit avec le simple perforateur, soit enfin par une perforation suivie d'évidement. Le chirurgien de la Charité préfère ce moyen mixte ; il conseille de faire plusieurs ouvertures avec le perforateur, dans le but de rechercher les traces d'un abcès dont on devra toujours soupçonner l'existence.

Si cette opération, en quelque sorte préliminaire, ne rencontre pas de pus, on termine par un évidement avec la gouge et le maillet.

La méthode de M. Ollier est beaucoup plus simple ; il considère l'opération préliminaire des perforations multiples comme tout à fait inutile, et traverse directement l'os affecté avec la couronne du trépan ordinaire. D'après l'état de la rondelle osseuse vers sa périphérie, il peut juger s'il doit s'en tenir là ou faire une nouvelle application de l'instrument.

Quant aux soins consécutifs, ils se bornent à ceux qu'exige d'ordinaire une plaie ordinaire des parties molles, c'est-à-dire pansements simples et lavages fréquents, comme on l'a vu dans l'observation de M. Amédée H...; il est bon parfois d'empêcher une occlusion trop rapide au moyen de tiges de laminaria quand les douleurs paraissent se montrer à mesure que la plaie marche vers la cicatrisation.

CONCLUSIONS.

1° La trépanation doit être considérée comme le traitement rationnel de l'abcès intra-osseux aigu et chronique. C'est le seul moyen de mettre un terme aux souffrances du patient, et de le soustraire aux complications qui pourraient plus tard exiger le sacrifice du membre entier.

2° Il existe une forme d'ostéite caractérisée par un gonflement modéré de l'os et des douleurs violentes, tantôt intermittentes, tantôt continues, à exacerbations nocturnes.

3° Cette ostéite a une marche chronique, interrompue de temps à autre par des poussées aiguës qui sont l'origine des douleurs qu'on y observe.

4° La cause intime de cette douleur doit être attribuée à l'étranglement de la moelle en développement dans les espaces préexistants qui ne subissent pas une résorption proportionnelle.

5° La trépanation peut et doit être employée quand le chirurgien a épuisé contre cette affection tous les moyens locaux et généraux dont il peut disposer dans ce cas.

6° Cette opération joue ici le rôle d'un véritable débridement, et fait disparaître la maladie comme l'incision dans le phlegmon diffus, en levant l'étranglement.

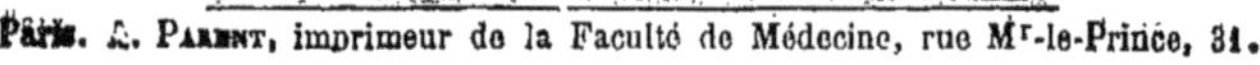
Paris. A. Parent, imprimeur de la Faculté de Médecine, rue Mr-le-Prince, 31.